愿你吃好

漫话从田园到舌尖的科学（上）

邓享棋　张岳平◎编著

有品：袁隆平等七位院士指导
有用：百名权威专家精准解析
有趣：故事场景互动沉浸体验

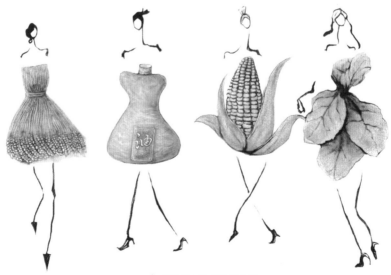

中国农业出版社

北　京

图书在版编目（CIP）数据

愿你吃好：漫话从田园到舌尖的科学．上 / 邓享棋，张岳平编著．—北京：中国农业出版社，2022.5（2022.9重印）
ISBN 978-7-109-29523-0

Ⅰ.①愿…　Ⅱ.①邓…　②张…　Ⅲ.①膳食营养－基本知识　Ⅳ.①R151.4

中国版本图书馆 CIP 数据核字（2022）第 095628 号

愿你吃好：漫话从田园到舌尖的科学（上）
YUANNI CHIHAO：MANHUA CONG TIANYUAN DAO
SHEJIAN DE KEXUE（SHANG）

中国农业出版社出版
地址：北京市朝阳区麦子店街 18 号楼
邮编：100125
责任编辑：郭元建　　文字编辑：徐志平
版式设计：杨　婧　　责任校对：吴丽婷
印刷：北京通州皇家印刷厂
版次：2022 年 5 月第 1 版
印次：2022 年 9 月北京第 2 次印刷
发行：新华书店北京发行所
开本：720mm×960mm　1/16
印张：13.5
字数：205 千字
定价：58.00 元

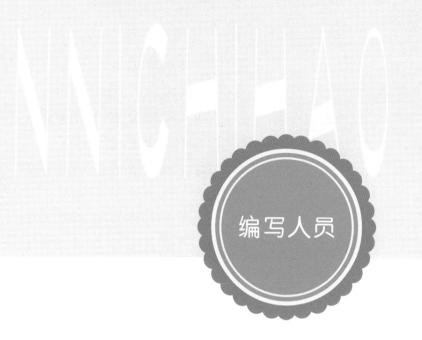

编写人员

主　　编　邓享棋（湖南省农业农村厅）
　　　　　张岳平（岳阳市农业科学研究院）
副 主 编　唐　其（湖南农业大学）
　　　　　李江涛（中南林业科技大学）
　　　　　全　华（湘西州农业科学研究院）
　　　　　吴　俊（湖南省农业科学院）
　　　　　段美娟（湖南农业大学）
　　　　　董浩然（上海市农业科学研究院）
　　　　　黄　科（湖南农业大学）
　　　　　李　莉（湖南省农业科学院）
　　　　　严明理（湖南省农业科学院）
　　　　　付锦龙（湖南袁创超级稻技术有限公司）
　　　　　曲　亮（湖南省农业科学院）
　　　　　周　政（湖南省农业科学院）

瞿华香（湖南农业大学）

蒋子云（湖南广播电视台）

参　编　赵正洪（湖南省农业科学院）

罗红兵（湖南农业大学）

李　莓（湖南省农业科学院）

戴雄泽（湖南农业大学）

姜　宁（上海市农业科学院）

杨耀松（湖南省农业科学院）

方志辉（湖南省农业科学院）

赵炳然（湖南省农业科学院）

林亲录（中南林业科技大学）

李高阳（湖南省农业科学院）

周小毛（湖南省农业科学院）

傅志强（湖南农业大学）

何录秋（湖南省农业科学院）

陈隆升（湖南省林业科学院）

李　林（湖南农业大学）

王远亮（湖南农业大学）

周书栋（湖南省农业科学院）

刘丽莉（湖南科技大学）

张大为（湖南科技大学）

黄益国（衡阳市农业科学院）

杨博智（湖南农业大学）

周　兴（湖南省农业科学院）

朱赞江（娄底市农业科学研究所）

敬媛蓉（娄底市农业科学研究所）

李莺歌（湖南袁创超级稻技术有限公司）

许　隽（湖南省微生物研究院）

喻白鹏（岳阳市农业科学研究院）

佘格辉（岳阳市农业科学研究院）

刘奇颀（岳阳市农业科学研究院）

祝腾辉（岳阳市农业科学研究院）

郑永昕（岳阳市农业科学研究院）

杨　帆（岳阳市农业科学研究院）

李　虎（岳阳市农业科学研究院）

张　叶（岳阳市农业科学研究院）

邓霞美（湖南省化工职业技术学院）

邓霞丽（湖南食品药品职业学院）

吕慧英（湖南省农业科学院）

王立峰（湖南省农业科学院）

邬腊梅（湖南省农业科学院）

彭　琼（湖南省农业科学院）

邓希乐（湖南省农业科学院）

杨浩娜（湖南省农业科学院）

周尚峰（湖南省农业科学院）

李艳群（中南大学湘雅二医院）

邹艳辉（湖南省肿瘤医院）

刘筱英（湖南省儿童医院）

张孟喜（中南大学湘雅二医院）

鲁　琼（中南大学湘雅二医院）

王玉林（中南大学湘雅二医院）

欧尽南（中南大学湘雅二医院）

袁　婷（中南大学湘雅二医院）

李文英（中南大学湘雅二医院）

法律顾问　刘剑忠（湖南师范大学）

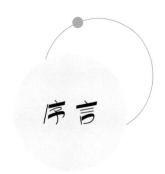

序言

中华饮食文化博大精深，与吃有关的俗语比比皆是，例如，"民以食为天，食以安为先。""千事万事，吃是大事。""饮食不节，杀人顷刻。""一日三餐，稳如泰山。"……

这些俗语朗朗上口，通俗易懂，内涵丰富，凝结着中国人对"吃"的热爱和智慧，告诉人们饮食有节、讲究科学的道理，所以千百年来流传不衰。

近年来，科技日新月异，粮油、畜禽等重要农产品、新鲜蔬果、加工食品越来越丰富，全世界水果品种有 10 000 多种，鱼类有 32 000 多种，我国蔬菜有 200 多种，日常使用的中药材有 500 种左右。这使我们的舌尖"先生"面临一个新问题——在享受更多味觉新体验的同时，如何吃得更科学？

可喜的是，田间地头的植物病虫草害防控、农场里的动物疫病防控以及健康养殖、田园里的新鲜农产品、厨房里的食材、车间里的加工食品，样样都有人研究，事事都有人牵挂。然而从社会公众到科技领域、从生产到消费的认知误区很多。当科学知识的需求得不到及时的满足，人们陷入了关于"吃"的困境，于是谣言大行其道。近年来，食品安全领域成为网络谣言的重灾区。有数据显示，网络谣言中"舌尖上的谣言"占 45%。这些谣言加剧了人们对食品安全的担忧，甚至引起民众恐慌。

要实现"吃好"这个目标，提高公众科学素养是关键。只有科技进步与公众科学素养同步提高，才能打通科学融入生活的"最后一公里"。可以毫不夸张地说："吃"是一门技术活。

你眼前这套从田间地头"走出来"的《愿你吃好：漫话从田园到舌尖的科学》丛书，就能帮助你解决对"吃"的各种问题。它不仅能带给你阅读的乐趣，还能够给你带来实用的惊喜。与同类型的图书相比，该丛书有以下三个特点：

　　"你信得过"——袁隆平、官春云、邹学校、刘少军、刘仲华、柏连阳等中国工程院院士提供了"院士导语"。印遇龙、单杨等中国工程院院士亲自编著、主审。100多位把"论文写在大地上"的农业科技专家以及大农业、大健康领域的科普专家反复审核内容。

　　"你用得上"——从种植、养殖的"田园"源头，全景呈现与"舌尖"有关的粮、油、蔬菜、肉、奶、鱼、禽、果、茶、食膳等十个方面的饮食科学，坚持极简主义风格，只告诉你需要知道的。本套书既适用于老、中、青、少、幼全年龄段人群，特别是中老年、家庭主妇、中小学生等阅读，以增长科普知识、优化饮食生活方式，助力健康生活；又适用于涉农企业、餐饮企业、农业创业者阅读；也适用于科普基地、研学企业、科研院所、教育机构、中小学校、科技工作者协会、科普作家协会等推荐阅读，丰富科普内容。

　　"你读得懂"——全书紧扣读者关切的内容，构思独特、形式新颖，以故事为引子，以人物角色、场景对话形式贯穿主题。首先，读者可以参与互动，做一套"自测试卷"，评定自己的科普知识层次。然后，加入"愿你吃好"游学团，进入科普基地，沉浸式观摩学习。在每一个科普基地游学完后，读者通过"极简操作卡""极简辨别卡""极简表格"，迅速掌握生活必备的"干货"内容，在娱乐式阅读中轻松提升健康素养。

　　润物细无声。好习惯的养成，非一朝一夕。与其碎片化地去了解饮食知识，还不如花点时间，通读一套权威读本。

　　唯愿你吃好！

编　者

2022 年 5 月

人物档案

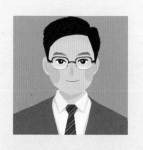

蔬东坡　某农业科研单位二级研究员，一名农业多学科交叉型科研专家、热心公益事业的科普志愿者。

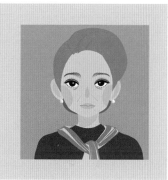

茶茗媛　蔬东坡的母亲，一名病后"心有余悸"而痴迷健康饮食知识的退休职工。

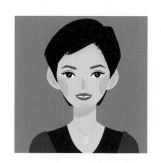

鱼美鲜　蔬东坡的妻子，一名在老公眼里"贤惠"得"四不会"的牙医。

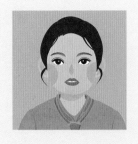

果香秀 蔬东坡的同学，一名别名叫"胖子还爱吃"的微生物学博士。

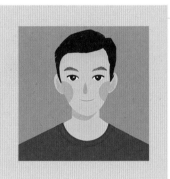

油不腻 蔬东坡的发小，一名看上去"很懂吃"实则不懂吃的连锁餐馆老板。

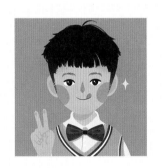

米小颜 油不腻的儿子，一个对农业充满好奇但有点偏食的小学生。

"愿你吃好" 游学团诞生记

"花生奶又被你弄出酒味来了，这可是我最喜欢的红皮小籽花生呢！你连花生奶都不会弄，浪费我的原材料了！"

"我觉得是这样弄的啊！"

"你是如何做的呢？"

"昨晚将花生泡了一整晚，今天早上取出来榨汁啊！"

"原来如此，你这是懒人做法，根本无法吃呢！"

"那到底如何才是科学的制作方法呢？"

"第一步是选好优质原材料，但你的问题出在第二步，没有激活花生。第二步应先要将适量花生用清水洗净，放置在底部平坦的容器中，倒入35℃左右的温水，让花生暖暖身子30分钟，再用清水浸泡，浸泡的时间长短视季节而定，夏天2～3小时，冬天4小时，最好水温15～25℃，必须是浅水刚好盖过花生，这样保证花生既充分吸足水分，又吸足氧气，使之解除休眠，当花生尖端（胚根）露白时，意味着已经萌动，即将进入活力四射的状态：细胞胀得胖胖的，生物酶活性被激发，油脂开始转化为糖分，高分子蛋白质开始转化为氨基酸，维生素也是满满的。第三步破壁取汁。"

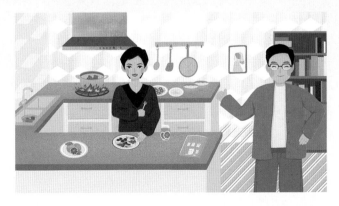

有这样一对夫妻，为了吃的问题，隔三岔五就要发生争辩，有的时候，还因为一方控制不住情绪而发生激烈的"宫斗"，这就是他们的日常。

丈夫爱好写诗，也热爱美食，向往"自笑平生为口忙"的宋代大诗人苏东坡的诗意人生，喜欢自比苏东坡，又因为他主要研究从"田园"到"舌尖"的学问，所以人称"蔬东坡"。

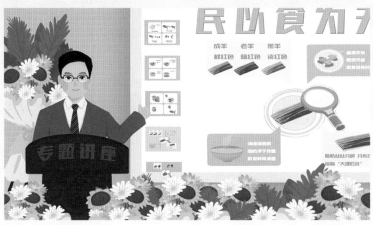

他有过"惨痛前科"。因从小就用力横刷牙齿，五颗大牙被刷缺，牙神经暴露，十八岁高考那年，忍着突发的牙疼完成了高考，后来，不得不补牙、根管治疗、拔牙、种牙……是绞心的牙痛与高额的治疗费教会了他刷牙。此后，他从一个极端走向了另一个极端——非常自律：吃什么菜要按二十四节气讲宜忌、叶菜要焯一下生吃、一口饭要咀嚼二十多下、每个月都要读一本科普书……其中，每天按时吃早餐是他最具代表性的"自律"。

妻子叫鱼美鲜，一名忙得生活中只有病人和外卖的牙医。按理说，一个牙不好的人找了一个牙医伴侣，应该叫"神仙伴侣"吧。

然而，在他眼里，她"贤惠"得"四不会"：会买衣，但不会买菜；会选穿的，但不会选吃的；会选好吃的，但不会选吃了好的；会搭配衣服，但不会搭配食物。

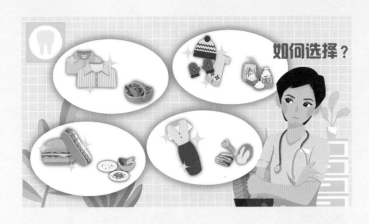

一天，蔬东坡在外做科普讲座回来，寒暄过后，母亲茶茗媛放下手中的健康科普书说："今天我下厨，做美食啊！"

蔬东坡看着眼前这位白发女人，喃喃自语——

母亲变化真大。自从前几年生了一场大病后，她开始关注饮食健康了，气色和精神状态越来越好。然而，身边很多人因为没有失去过健康，所以不懂得珍惜。为什么总是要得了病后再去补救呢？为什么不能多一点"上游思维"呢？俗话说，一分预防胜过十分治疗。这种等身体出现异常再去治疗的"下游思维"，值得反思啊。

人人都在吃，天天都要吃。"吃"这件事，正因为太常见，所以大众反而认为没有什么大不了的。病从口入，能不能将关注的重点前移呢？

蔬东坡陷入了沉思。

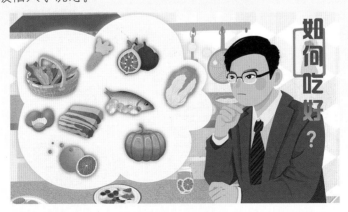

四

最近，身边的许多反面例子，让蔬东坡特别揪心。

一个是他的发小油不腻——一个厨师出身的连锁餐馆老板。按理说，他应该是最懂吃的，然而有一次，他去海边度假，因为吃了太多海鲜得了急性胰腺炎，住了好几天院。还有一次，顾客在他店里吃了死螃蟹，引起过敏，他的餐馆差点关门谢客……

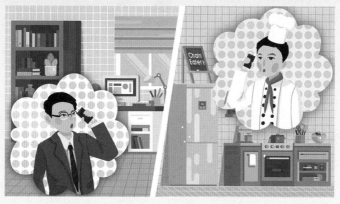

"难道你不知道食用死螃蟹可能出现组胺中毒吗？难道你不知道对组胺过敏的人吃一口死螃蟹肉就会引起过敏反应吗？不知道这些起码的常识还开什么餐馆？"蔬东坡还清晰地记得那天他训斥发小的场面。

另一个是他的老同学——果香秀，一名研究微生物学的博士，也是一名资深"吃货"。作为老同学，蔬东坡经常提醒她饮食要有节制，经常跟她分享一些健康饮食知识，但她充耳不闻。

身边这种例子，数不胜数。这让他强烈地感到，是时候向大家科普一下"吃"这个"技术活"了。

五

蔬东坡坐不住了。

他心里嘀咕着：如何用有趣的方式，来普及有用的知识呢？对了，不如把妻子鱼美鲜、发小油不腻、老同学果香秀带到科普基地，在沉浸式体验中了解健康饮食知识吧！

于是，蔬东坡果断组建了"愿你吃好"游学团，带着大伙向农业科普基地出发。

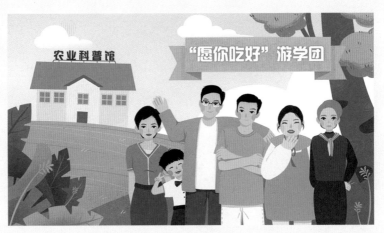

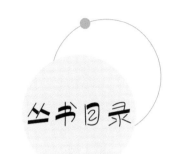

丛书目录

上卷

中卷

下卷

果

茶

食膳

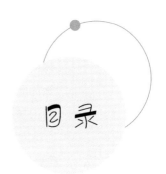

目 录

粮

油

蔬菜

第四站 ○ 蔬菜是健康卫士吗? /127

——走进蔬菜科普基地

粮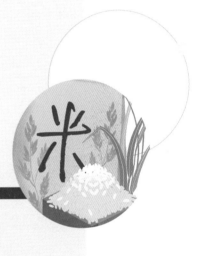

愿你吃好

第一站　小米粒的那些事你知多少？

——走进主粮科普基地

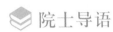 院士导语

稻粱谋与大健康

我国是盛产稻米古国之一，据考古发掘出的遗存稻谷历史证据显示，在新石器时代我国南方已大面积普及稻作，表明我国古代人的生存已与稻米密不可分。

经过7 000多年的发展，水稻仍是我国第一大粮食作物，全国60％以上的人口以稻米为主食。目前，我国水稻以27％的种植面积贡献了35％的粮食产量。特别是，我国自1964年开始研究水稻杂种优势利用，1973年成功实现"三系"杂交水稻配套，1995年"两系"杂交水稻研究成功，不仅在世界上第一个大面积成功应用水稻杂种优势，而且一直引领国际。截至2020年，仅国内杂交水稻累计种植面积6亿多公顷，增产粮食9亿多吨，累计养活23亿多人口，为保障中国粮食安全做出了突出贡献，强有力地回答了20世纪末西方学者提出的"21世纪谁来养活中国"的疑问。

稻米是调理人类健康的重要膳食。在长期的生存过程中，人类对稻米有了"药食同源"的重要认识。现代许多研究也表明，吃米饭有益健康。稻米作为调理膳食，一项重大的发现是从中发现维生素B_1。随着科学的发展，发现含胚与种皮的糙米中有丰富的营养物质、微量元素、维生素类、生理活性物质，有力证明了稻米是保障人体活动重要能量来源和调理人类身体健康的重要膳食，为人类的繁衍昌盛和世界文明进步做出了突出贡献。

中国工程院院士：袁隆平

（本文系袁隆平院士生前为本书所作）

院士导语

除草控害，粮健康

农谚曰："若要稻长好，黄秧落地先除草。"我国粮食作物播种面积85％以上受杂草危害，导致粮食减产 3 700 万吨/年，世界粮食减产损失 950 亿美元/年，杂草"吃掉"10 亿人口粮。

20 世纪 80 年代，大部分农药都是由国外企业生产，并且生产的除草剂也都是用于旱地。水田除草剂的匮乏让我国稻农难以摆脱"面朝黄土背朝天"的辛苦劳作。团队发现乙草胺等旱地除草剂由传统茎叶喷雾法改为拌土撒施，可有效避免对水稻的药害，同时发现除草活性比旱地高。该类除草剂在全国稻区广泛应用，将农民从繁重的人工除草中解放出来，省工省力。

21 世纪以来，绿色发展理念深入人心，摆脱对除草剂的高度依赖、发展新型绿色控草技术成为新的需求。我们团队研创了稻田"化感物抑芽、遮光膜控长、致病菌杀草"的生物控草肥，"耐水淹品种＋黄腐酸"的生态控草技术，率先实现了水稻生产中化学除草剂大面积"零使用"。在保证粮食产量的基础上，包括除草剂在内的化学农药使用量连年持续下降。生产出来的粮食无农药残留，对人体更加安全、更加健康，让人民吃上放心粮、健康粮。

随着杂草防控等植保技术的快速发展，水稻等农作物绿色生产技术体系更加完善，稻米等农产品品质进一步提升，粮食更加安全、更加健康，为人民吃得饱又吃得好提供了重要的技术支撑。

中国工程院院士：柏连阳

柏连阳

>> 科普基地简介 <<

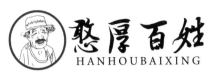

基地名称： 憨厚百姓合作社"湘约自然"水稻科普基地
基地授牌： 农业科普基地、关心下一代工作活动基地、青少年科普基地
开放形式： 接受团队预约
收费标准： 免费
二维码： "愿你吃好"视频号二维码

交通： 搭乘"愿你吃好"游学团专车

　　眼前，是一望无际的稻田，绿植覆盖，流水潺潺，水稻被即将成熟的稻穗压弯了腰，散发出淡淡的稻香，不时引来白鹭等鸟类栖息。

蔬东坡 大家现在来到的是憨厚百姓合作社"湘约自然"水稻科普基地，该基地现有科普水田 600 亩*，设施大棚 20 个，科普展示馆 580 米^2，采用无人机作业，依托水稻科研基地资源，有机结合科普、农业与旅游，创新科普形式，成为"科普＋旅游"的新地标和新亮点。大家边参观边交流，自由提问，本博士有问必答，哈哈。

蔬东坡 在正式进入游学第一站前，我先要给大家画个像，做完以下关于主粮的极简判断题，你们就知道自己是小白、凡人还是达人啦！

---

* 亩为非法定计量单位，1 亩≈667 米^2。

>> 主粮科普知识自测试卷 <<

答题人： _____   **得分：** _____

1. 经常只将大量精白米饭当作主食，对吗？（　）
2. 大米在煮之前浸泡一段时间更好，对吗？（　）
3. 大米在蒸煮前可以不淘洗或尽可能少淘洗，对吗？（　）
4. 大米不宜长时间贮藏，对吗？（　）
5. 有条件的情况下，大米尽量以稻谷形式贮藏，对吗？（　）
6. 没有经过抛光的大米黏稠度高，更适合煮粥，对吗？（　）
7. 大米是否好吃和产地具有很大关系，对吗？（　）
8. 能燃烧的粉丝是塑料做的，对吗？（　）
9. 面粉越白越好，对吗？（　）
10. 面食长霉点还可以吃，对吗？（　）

扫一扫，对照答案，看看你能得多少分吧。

>> 知识问答社区 <<

大米品质的辨别

油不腻 我的餐馆大米需求量不小，经常要选购大米，请问大米是如何分等级的呢？

蔬东坡 《大米》（GB/T 1354—2018）中，将大米分为普通大米和优质大米两类。普通大米按照碎米、加工精度和不完善粒含量等进行分级，主要是加工精度方面的差异。一般同一种大米，等级越高，加工精度越高，食味口感越好，但矿物质营养损耗越多。《优质稻谷》（GB/T

17891—2017）按照整精米率、垩白度、直链淀粉含量、食味品质分等进行分级，主要体现不同稻米品种本身的品质差异。优质稻品种一般稻米食味口感较好。

果香秀 我是吃货，我的快乐就是吃，从超市买回来的米，有的好吃，有的不是很好吃，请问如何辨认哪些米好吃呢？有简单的辨别方法吗？

蔬东坡 稻米外观腹白与稻米品质优劣有关，圆粒型粳稻与长粒型籼稻都适用。一般来说，透亮的米食味品质更好，而米粒外观腹白较多者食味会差一些。购买大米时，可以用手掰开，识别米粒断层腹白及其大小，来判断大米品质的好坏。一般新米闻起来有淡淡的清香味，而陈米没有香味，甚至有霉味或异味。

茶茗媛 我们老年人喜欢刨根问底，下次我还要去社区给朋友们做公益科普呢。大米好不好吃，主要与什么有关呢？

蔬东坡 我们食用的主要是稻米的胚乳部分，主要成分是淀粉，是由直链淀粉和支链淀粉组成。直链淀粉易吸水膨胀且不容易产生交联，赋予了大米蓬松和适宜硬度的口感；而支链淀粉则易糊化交联，赋予米饭黏弹的口感。一般来说，籼米主要为杂交稻，产量高，直链淀粉含量略高，大部分粳米中直链淀粉含量较低，从而使米饭黏度较高、硬度较小，比较符合多数人的口感。但大米好不好吃，主要还是与品种有关，籼米也有直链淀粉含量较低、食味口感很好的品种。此外，大米好不好吃还与种植气候条件、土壤、水质、空气以及农药和化肥的使用、蒸煮米饭的方式等息息相关。不论是粳米还是籼米都会有其特有的香味，这主要跟大米中的挥发性成分有关系，最主要的成分是一种叫 2-乙酰-1-吡咯啉的物质，其含量在香米中约为在普通大米中的 10 倍。因此，稻花香或泰国香米等品种的香味会特别浓。

茶茗媛 听说陈米一般都没有新米好吃，有什么办法鉴别新米和陈米呢？

蔬东坡 随着大米离开稻壳时间的增加，稻香会逐渐挥发，表面开始氧化，这是陈米不好吃的原因之一。可以通过以下方式鉴别新米与陈米：一看。新米颜色乳白或透亮，陈米颜色较深或泛黄。二闻。新米有浓浓的米香，陈米没有香味，甚至有霉味或异味。三煮。新米含水量高，吃起来松软，口感软糯且有嚼劲；陈米含水量少，吃起来比较硬。同时，从煮饭时的用水量与黏性方面也能区分，用同样多的米和水，新米吸水量少，煮出来的饭水分大，有较强的黏性；而陈米吸水量多，煮出来的饭水分少，米饭松散无黏性。

油不腻 我在采购大米时，发现有的大米有一股浓烈的刺鼻味，这正常吗？

蔬东坡 有些无良商家为了把陈米卖出去，会用增香剂弥补挥发的稻香。然而，含有增香剂的大米和天然大米的味道是不一样的，含有增香剂的大米有一股浓烈的刺鼻味，而不含增香剂的大米有淡淡的天然米香。油不腻同志，你可不能做这样的店家啊！

油不腻 嗯嗯，您放心！

茶茗媛 我们小时候经常吃早稻米饭，现在条件好了，早稻米主要用来做米粉的原料了，为什么用早稻米煮的饭吃起来口感差呢？

蔬东坡 早稻一般于3月底至4月初播种，7月上中旬收获，全生育期一般在110天以内。早稻米在炎热的夏季灌浆成熟，造成"高温逼熟"，大多数品种米质疏松、垩白较大、缺乏光泽，煮熟后吃起来口感差、黏性小、质感硬，易出现饱腹感，常用于工业粮食或者储备粮食等。

茶茗媛 为什么中晚稻米煮的饭吃起来口感更好呢？

蔬东坡 晚稻一般于6月中下旬播种，10月中上旬收获，全生育期为110~125天。晚稻米在凉爽的秋季灌浆成熟，有利于营养物质的积累，大多数品种米质结构紧密、垩白小或无、富有光泽，煮熟后吃起来质地细腻、黏稠适中、松软可口。中稻一般于4月上旬至5月底播种，8月底至9月下旬收获，全生育期在125天以上。中稻生育期长，有利于淀粉等光合产物的积累，且灌浆期避开了高温，使稻米的口感较好。

鱼美鲜 老公，刚才你说垩白大，所以米就不好吃。我是牙医，我们就是要牙白呢，那什么是垩白呢？

蔬东坡 牙大夫老婆，你也有不懂的吧。哈哈，垩白是指精米中不透明的白色物质，它主要是由于籽粒在灌浆过程中其胚乳中的淀粉或蛋白颗粒因遗传或环境因素导致排列疏松而产生的，依据垩白处于稻米上的位置，又分为心白、腹白和背白。

果香秀 我在逛超市时，发现了一种"稻虾米"。请问什么是"稻虾米"呢？它有什么特点呢？

蔬东坡 "稻虾米"是指利用稻-虾复合种养模式生产出来的稻米。稻田套养小龙虾，实现水稻、小龙虾共生互利，水稻为小龙虾提供氧气、有机物质并遮阳，小龙虾耘田除草、吞食害虫，虾壳和粪便还田，水稻生长过程中可减少农药、化肥施用量60%以上。其所生产的稻米安全无污染，富含人体所需的矿物质、微量元素和维生素，是生态、健康的好稻米。

油不腻 听起来这种米不错啊，下次我也买点试下。请问稻渔米与普通大米有什么区别呢？

蔬东坡 稻渔米是指通过稻渔复合生态系统生产的稻米，目前市面上常见的种类有"稻鱼米""稻虾米""稻鸭米"等。稻渔系统中的水稻因其生长过程中利用系统内的物质循环，极大地减少农药化肥施用，所以相对普通大米来说，稻渔米更加安全、营养更丰富。在有机环境下种植的稻渔米，一颗颗晶莹剔透、色泽青白，闻起来有特殊的清香。蒸熟后的稻渔米，米粒饱满有光泽、口感香糯柔韧、回味香甜，而且其蛋白质和氨基酸含量丰富。

米小颜 原来，这种米这么好啊，我也要吃稻渔米！

蔬东坡 好啊，我的小助手现学现用啦，我再给大家科普一下，稻渔种养的重要环节之一是控制或减少农药化肥的施用，否则会严重影响水产品的生长和品质。稻田养殖的水生生物取食田间杂草和害虫后，稻田中草害和虫害减少，水稻生长对农药的需求降低，从根源上扼制了农药的大量使用，稻谷内的农药残留也会随之减少。市面上有品牌的稻渔米基本上都申请了有机食品认证。

油不腻 我国南、北方人在身高、性格等方面存在较大的差异，很多人将其归结为主粮差异（南米北面）所致，请问这是真的吗？

蔬东坡 人的饮食行为与习惯确实能够影响个人身体的发育，乃至性格等方面的改变，我国南、北方人存在的差异，除却先天性基因因素的影响外，也有很多后天因素的影响，但不能将其简单地归结为是主粮差异所致的。

米小颜 我想快快长高，主食究竟是吃米好还是吃面好呢？

蔬东坡 米与面，主要营养成分差不多，都是以碳水化合物为主，其次为蛋白质，再次为脂肪，还有一些微量元素和维生素等。但米和面的具体的营养价值与它们的品种、产地、加工的精度、烹调的方法都有很大的关系，两者存在一定的差异，但都容易被消化，都是人体主要的能量供应物。吃米还是吃面主要还是根据不同地域、不同人群的饮食习惯而定。你想长高，与吃什么主粮没有直接关系，但与你吃得是否营养均衡很有关系哦。

大米及加工品的选购

油不腻 请问为什么越来越多的大米采用真空包装呢？

蔬东坡 一般大米越新鲜越好吃。失去了谷壳的保护后，大米很容易受到环境中温度、湿度、氧气、微生物等的影响。大米直接包装后，在存放过程中会发生水分丧失，导致米粒变硬甚至出现裂纹；米粒中的内源性酶活性增加，会导致其中淀粉水解速度、蛋白质、脂肪氧化速度都加快，使大米品质发生劣变。真空包装很大程度上可以延缓大米品质劣变的速度，同时，真空包装大米可以有效防止生虫及氧化，延长大米的保存时间。

茶茗媛 市面上卖的有些是散装米，有些是袋装米，购买大米的时候，有什么好办法选择到安全放心的米呢？

蔬东坡　如果是袋装米，应选择正规厂家生产的大米，购买时注意查看包装上标注的内容，比如产品名称，企业名称、地址，产品标准号，生产日期等信息。通过观察这些信息，重点识别是不是陈米。散装米选择应从以下几个方面考虑：一看外观。观察大米外观是否白且透亮，有无碎米或黄粒米等情况。二看腹白。腹白部分组织较松散，蛋白质含量较低，淀粉含量较高。一般腹白高的米品质较差。三闻气味。一般新鲜米会有大米特有的气味，品质好的大米香味较浓。四尝硬度。将少量米放在口中嚼，一般新米比陈米硬，水分低的米比水分高的米硬。

油不腻　很多人认为没有抛光的大米比较好，有时候买了一些农家自碾的、没有经过抛光的大米，到底大米抛光好还是不抛光好呢？

蔬东坡　对大米进行适当的抛光，不仅能提升大米的外观和口感，还能延长大米的保鲜期。稻谷经过脱壳加工后成为精米，未抛光的精米不仅表面带有少量糠粉，影响大米的外观和口感，而且糠粉还是天然的"吸湿器"，易使大米氧化变质。抛光使米粒表面的淀粉胶质化，可延缓精米的氧化速度，增加大米的保存期。没有经过抛光的大米黏稠度高，更适合煮粥。但是抛光会再次去除大米表面一层的物质，使大米营养损失更严重。从营养角度来讲，未抛光大米会优于抛光大米。

果香秀　南北方产的米我平常都买一点吃，五常大米产地在北方，而玉针香米产地在南方，大米是否好吃，和产地有关系吗？

蔬东坡　籼稻较耐湿、耐热、耐强光，但不耐寒，所以更适合南方的水土，而粳稻则较耐寒、耐弱光，但不耐高温，更适合北方种植。同一品种在不同区域种植，其品质也会有很大差异。一般稻米灌浆的时候有充足光照，米粒会更加饱满，营养组成更合理，口感更好。在稻米成熟期，温度保持在21～26℃可以显著提高稻米米粒的完整性，昼夜温差大有利于大米中香味物质的积累。此外，不同产地的土壤中微量元素差异会较大，一般富含钾、镁、硅、锌的土壤可以种出味道更好的大米。大米是否好吃与产地有很大关系。一般不同品种对地域的适应性会有差异。因此，只有在合适的产地种植合适的品种，才能收获好吃的大米。

鱼美鲜 市面上出售的大米品种多，比如东北大米、五常大米、泰国大米、玉针香米、丝苗米，让人不知道选哪一种，优质稻都好吃吗？

蔬东坡 优质稻是一个相对的概念，相比普通水稻品种而言，它表现出来的特征主要是稻米外观腹白小，甚至没有腹白，米色透亮，有些带有特殊香味，煮出的饭甘香，软而不黏，适口性好。目前，优质稻执行的是《优质稻谷》（GB/T 17981—2017）和《食用稻品种品质》（NY/T 593—2021），一般依据这两个标准评定优质稻品种的等级。我国华北地区居民一般喜欢吃圆粒型的粳稻米，如东北大米、五常大米；以湖南省为代表的华中地区居民一般喜欢吃长粒型的籼稻米，如泰国大米、玉针香米；华南地区居民则一般喜欢吃粒型细小的丝苗米。

大米及加工品的贮存

茶茗媛 为了方便，有时家里一次购买的大米比较多，听说大米不宜长时间贮藏，对吗？

蔬东坡 对，经过长时间的贮藏后，由于受温度、水分、贮藏条件等的影响，大米中的淀粉、脂肪和蛋白质等会发生各种变化，使大米失去原有的色、香、味，营养成分和食用品质下降，甚至产生有毒、有害的物质（如黄曲霉毒素等）。贮存时间、温度、水分和氧气是影响大米陈化的主要因素。另外，大米品种、加工精度及虫霉危害也与大米陈化有密切关系。如果水分含量大、贮存温度高、加工精度差，大米的陈化程度就快。由于大米的陈化程度与贮存时间成正比，贮存时间越长，陈化程度越快。因此，大米宜放置在阴凉干燥处，且不宜长时间贮藏。

茶茗媛 我们老年人为了方便，一次性买半年的米，又吃得慢，我发现，大米放久了变得没那么好吃了，这是什么原因呢？

蔬东坡 稻谷收获后，其代谢并未停止。储藏时，在稻谷的脂肪酶、淀粉酶等内源性酶活性的作用下，淀粉水解速度及蛋白质、脂肪氧化速度均会加快，从而使米饭的膨胀能力降低，出现黏度下降、硬度增加等变化。以大米形式存放相比于稻谷发生的变化会更明显，品质劣变速度更快。因此，储藏大米时，尽量以稻谷形式储藏，稻谷加工成大米后应尽快食用完。

油不腻　大米没有保存好容易生虫或变质，那么，如何保存大米才是最科学、最安全健康的呢？

蔬东坡　最有效的大米贮存方式是低温密封。家庭贮存时，可以采取真空包装或是选择密封性好的洁净、无菌容器，同时注意减少贮存时间。为保持大米的新鲜品质与食用的可口性，应将大米贮存在阴凉、干燥的环境中，最好在 15℃ 以下的低温环境中贮存。

米小颜　有时候发现家里的大米生出了一些黑色的虫子，很可怕，大米容易生虫是什么原因呢？

蔬东坡　小助手的这个问题问得好，大米在储藏过程中容易生虫主要有两个原因：第一，稻谷在收获后从地里带入较多虫卵，即使在加工过程中很多虫卵被除去，但依然还有少部分残留在大米中。由于虫卵较小难以被发现，在夏季高温时虫卵逐步孵化成虫。第二，存放大米的米桶由于长时间未清洗，米桶内残留有米虫卵，最终孵化成虫。

油不腻　请问如何科学地防止大米生虫呢？

蔬东坡　大米买回来后应尽量快点吃完，如长时间不能吃完，需要隔段时间摊开在阴凉处晾晒一会。同时隔一段时间清洗一下存放大米的米桶，可以防止大米生虫。如果是家庭吃，尽量买那种小包装的，吃完了再去买，尽量不要将米买回来后放在米桶中存放太久。

鱼美鲜　大米的保质期有的长，有的短，大米的保质期到底有多久呢？有时突然发现家中保存的大米过期了，这种米还能食用吗？

蔬东坡　根据加工方式、包装方式等的不同，大米的保质期存在一定差异。普通包装的大米，有 6～12 个月的保质期；散装大米的保质期没有明确规定，一般夏季为 3 个月，秋、冬季为 6 个月；真空包装的大米，保质期可以达到 12～18 个月。如果大米品质好，其保质期一般都比较长。袋装大米上标注的保质期，由生产厂家通过实验确定，质监和食药等主管部门通过抽检进行监督。过期的大米不仅营养成分会流失，而且在一定环境下会产生霉变，人食用后可能会发生中毒，因此不建议食用。

大米及加工品的食用

米小颜 为什么人可以天天吃米饭而不腻呢？

蔬东坡 大米，即水稻的可食部分——颖果。水稻具有适应性广、单产高、营养好、用途多等特点。稻米中的成分以淀粉为主，蛋白质次之，另外还含有脂肪、粗纤维和矿物质元素等营养物质。稻米是禾谷类作物籽粒中营养价值最高的，易消化，食用口感较好，加工、蒸煮均方便，因此，人可以天天吃米饭而不腻。

茶茗媛 人到老年，血糖高的人不少，听说大米升糖指数高，到底怎么吃好呢？

蔬东坡 大米经过精加工后，其主要组成成分为淀粉，能被人体快速消化而引起血糖在较短时间内迅速增加，因此大米被我们称为高 GI（glycemic index，升糖指数）食品。但是高 GI 食品并非是垃圾食品。大米作为我们的主食，从营养组成上来说，一份白米饭中含有 65% 左右的水分，25%～27% 的淀粉，2.5%～3% 的蛋白，0.3%～0.5% 的脂肪，同时含有一定量的微量营养元素，营养相当丰富。如果以大米为主食，每天摄入 250～350 克，摄入总量较多，除淀粉外，其他营养物质摄入量也较多，充分补充我们每日所需能量。在日常饮食中，除去主食米饭外，还会食用其他食物，会使整体 GI 值降低很多，也可消除米饭作为高 GI 值食物的缺点。不建议长期只将精白米饭当作主食，建议在白米饭中添加部分糙米、杂粮等混合食用，增加主食的多样化，降低主食的 GI 值，更有利于保障我们的健康。

油不腻 从外观看，我能区分长粒米和圆粒米，但它们从品种、营养、做法上都有什么不一样呢？

蔬东坡 食用稻品种分属于水稻的籼稻与粳稻两个亚种，一般来说，籼稻米为长粒形，粳稻米为圆粒形。从外观看：籼米米粒一般呈长椭圆形或细长形，常见的有泰国香米、中国香米等，在我国多见于南方地区；粳米谷粒短而阔，呈椭圆形或卵圆形，常见的有水晶米、东北大米、珍珠米等，在我国北方常见。从营养成分看：二者的蛋白质、脂肪、碳水化合物、膳食纤维、维生素 B_1、镁、铁、锌等营养成分含量相差不大，但粳米中维生素 B_2、维生素 E、钙等含量明显高于籼米。从米饭的状态看：籼米一般黏性较差，煮熟之后米粒松散，适合用来制作炒饭；籼米比较"出饭"（同样多的米，煮出的饭量较多一点），用它煮饭时要适当多加点水，其米、水比大约是1：1.2；粳米一般黏性适中，煮熟后米粒有点黏性但仍能分开，适合用来煮饭或煮粥，但吃水比较少，不怎么"出饭"，做米饭时米、水比大概为 1：1.1。随着现代育种技术的发展，当前的籼米黏性也较好，口感、食味与粳米越来越接近，籼米越来越受到消费者的欢迎。

果香秀 我特别喜欢吃炒饭，作为资深吃货，我也吃过很多美食店的炒饭，有的特别好吃，请问口感更好的炒饭是如何炒出来的呢？

蔬东坡 一般而言，炒饭用直链淀粉含量相对较高的籼米较好，其米饭黏度较低，硬度较大，更有利于炒饭过程中米粒的分散。为了达到炒饭"粒粒分明"的效果，应将米饭蒸熟后，冷却放置一段时间，使其中的淀粉老化，硬度变得更大，进一步降低米粒间的黏度，在经过快速翻炒之后，每粒米都分散开，有利于在翻炒过程中调味料更均匀地分布在每粒米表面，味道更均匀，口感更好。平时，为了方便和省时，一般会采用隔夜饭来获得上面的效果。

鱼美鲜 我煮米饭时，经常出现夹生现象，这是什么原因呢？出现夹生该怎么办呢？

蔬东坡 我都吃你做的夹生饭很多次了，你能问我这个问题，说明你开始认识到学习农业科普知识的重要性了，牙大夫老婆有进步，为你点赞。

鱼美鲜 委屈老公了，不好意思啦！

蔬东坡 请认真听我给你分析吧，米饭夹生主要是由于在蒸煮过程中水分未完全进入米饭内部，导致米粒外熟内生，产生的原因主要有煮饭时米水不均匀、添加水过少或煮饭时中途断火等。出现夹生饭难以处理的主要原因在于米饭表面熟化形成凝胶，水分进入内部受阻，加水重新蒸煮也可能出现外部软烂而内部夹生的情况。出现夹生饭时，首先应观察米饭夹生的情况，当米饭局部夹生或表面夹生，可将米饭拌匀后用大火蒸熟。当夹生情况严重时，建议加水煮成稀饭等主食。

茶茗媛 糙米饭往往容易出现夹生或米饭较硬的情况，影响口感，怎么做更好吃呢？

蔬东坡 糙米因为含有皮层，在蒸煮过程中水分难以进入，容易出现夹生或米饭较硬的情况。为了改善糙米的蒸煮品质，可以在做糙米饭时先将糙米用温水浸泡1～2小时，让水分充分进入米粒，改善糙米蒸煮品质，使糙米饭更加松软。同时，可以在蒸煮糙米饭时添加少量小苏打，增强糙米的吸水性能，降低糙米淀粉糊化温度和黏度，改善糙米饭的品质。

果香秀 大米在煮之前浸泡一段时间，是不是会更好呢？为什么电饭煲煮饭时间较长呢？

蔬东坡 这个问题够专业啊，问得好！大米蒸煮需要经过一个吸水过程，然后在逐步升温过程中，大米发生糊化而逐渐变熟。大米在蒸煮前经过浸泡，可以使米饭糊化更均匀，米饭更松软。但如果不经过浸泡直接蒸煮，会使大米吸水不充分，且升温过程中大米外部糊化后会进一步阻碍水分的吸收，使大米内部糊化度降低，米饭相对较硬。因此，一般来说，大米经过浸泡后煮出来的米饭更好，质地更松软一些。目前，商业化电饭煲其实在内部升温程序中设置了浸泡程序，一般有5～15分钟，这是电饭煲煮饭时间较长的原因之一。

茶茗媛 是不是每次做饭，都要淘洗大米呢？淘洗大米的时候，洗得越干净越好吗？

蔬东坡 淘洗大米的主要目的是洗去大米表面的灰尘、微生物或黏附的其他杂质等，但如今大米在加工时，经过碾米抛光过程后，大米表面几乎不含灰尘等杂质。大米淘洗多次，反而会丢失掉一些维生素、矿物质等营养元素。大米在蒸煮前可以不淘洗或尽可能少淘洗，不会影响健康和米饭口感。

<h1 align="center">小　麦</h1>

果香秀 小麦的营养成分有哪些呢？

蔬东坡 以 100 克小麦的可食用部分为例，其营养成分含量如下：①蛋白质，一般为 11.9 克左右。②脂肪，一般为 1.3 克左右。③碳水化合物，一般为 64.4 克左右。④膳食纤维，一般为 10.8 克左右。⑤胡萝卜素，一般为 1.6 微克左右。⑥视黄醇，一般为 10 微克左右。⑦热量，一般为 1 327 千焦左右。

鱼美鲜 我们常吃的食物有哪些是由小麦制成的？

蔬东坡 小麦少数情况会以完整小麦籽仁的形式出现在粥中，还可以发酵制作啤酒，多数情况下是在磨粉去糠后以小麦粉的形式制作各种面食，如馒头、面条、面包等。

油不腻 听说有一种矮秆小麦，能给我们讲一下矮秆小麦吗？它有什么优势呢？

蔬东坡 矮秆小麦的应用开始于 20 世纪 60 年代，自从矮秆品种农林 10 号被选育后，小麦矮秆基因的研究受到育种家和遗传学家的重视，育种的主要目标增加了矮秆这一项。小麦的矮秆、半矮秆品种的选育和推广，使得当时世界小麦产量年平均递增 3.4％。相对于高秆小麦，矮秆小麦风阻系数低，具有抗倒伏的先天优势。

茶茗媛 黑小麦有什么营养价值？

蔬东坡 黑小麦是由黑麦和小麦杂交形成的人工谷物，主要产于波兰、德国、白俄罗斯、法国和俄罗斯，中国是除欧洲以外的主要产地。

研究表明，黑小麦的营养价值较高，含有丰富的蛋白质、淀粉、膳食纤维、矿物质，同时它还含有酚酸、花色苷、戊聚糖等多种生物活性物质，具有体外抗氧化、抗乙酰胆碱酯酶的作用，以及改善动物血脂代谢的作用。

果香秀 糯小麦与普通小麦相比，品质有哪些区别呢？

蔬东坡 糯小麦有独特的高支链淀粉与麦谷蛋白，加工特性和营养品质独特，营养品质好，是一种开发新食品的优质原粮，糯小麦粉用以配粉，能有效改善多种面食的加工和食用品质，能有效延长速冻面食和面包、蛋糕等的货架期。与普通小麦相比，糯小麦具有较低的硬度、容重、吸水率、稳定时间和出粉率，而且其蛋白质含量较高。

茶茗媛 小麦粉都有哪些种类呢？

蔬东坡 小麦粉按性能和用途分为专用面粉（如面包粉、饺子粉、饼干粉等）、通用面粉（如标准粉、富强粉）、营养强化面粉（如增钙面粉、富铁面粉、"7+1"营养强化面粉等）；按精度分为特制一等面粉、特制二等面粉、标准面粉、普通面粉等；按筋力强弱分为高筋面粉、中筋面粉及低筋面粉。

茶茗媛 黑粒小麦全是黑色的吗？有哪些营养价值呢？

蔬东坡 黑粒小麦的营养成分含量高于普通小麦品种，在育种中可把它作为优质源，选用高产优质白粒小麦品种与它杂交，可以培育出高产优质白粒小麦新品种。黑色食物富含蛋白质、氨基酸、维生素和多种矿物质元素，具有特殊的营养价值。黑米的生物抗氧化能力与其种皮颜色深浅和黄酮类化合物含量之间存在极显著的正相关关系，黑豆皮醇提物清除氧自由基的能力与黄酮类化合物含量多少呈正相关，表明黄酮类化合物和色素是主要的抗氧化物质。黑粒小麦的色素、黄酮类化合物、维生素 C、氨基酸和类胡萝卜素等抗氧化物质含量以及抗氧化酶的活性均高于普通白粒小麦和红粒小麦。黑粒小麦微量营养元素铁、锌含量分别是普通小麦的19.2 倍、4.1 倍，其锰、铜、硒、镁、钾、磷等矿物质元素含量和赖氨酸、蛋氨酸、异亮氨酸、谷氨酸等 18 种氨基酸含量总和均高于普通小麦，并具有低钠、低脂肪的特性。

主粮的加工品

茶茗媛 听说有人晚餐喜欢吃糙米，糙米的营养价值比精米高吗？

蔬东坡 糙米是稻谷去掉谷壳得到的颖果，主要是由果皮、种皮、糊粉层、胚和胚乳组成，具有丰富的营养价值。由于其口感较粗，质地紧密，煮起来也比较费时，因此现在很少有人食用。但糙米营养价值比精米高，因为米糠和胚芽部分含有大米中60%～70%的维生素、矿物质和大量必需氨基酸，而我们平时吃的大米虽然洁白细腻，但营养成分已经在加工过程中有所损失，再加上做饭时反复淘洗，外层的维生素和矿物质会进一步流失，剩下的就主要是碳水化合物和部分蛋白质。

鱼美鲜 什么是蒸谷米呢？

蔬东坡 蒸谷米又称半熟米，是将清理后的净稻谷经水热处理后再脱壳、碾米所制成的大米，国际上普遍称作半煮米。蒸谷米的营养价值比普通稻米高，稻谷经水热处理后，皮层与胚芽中的水溶性维生素和无机盐随着水分渗透到胚乳内部，并在碾米过程中得到保留，因而有效地提高了蒸谷米的营养价值，胚乳内的维生素和矿物质含量增加。蒸谷米做成的米饭易于消化，营养成分易被人体吸收。实验表明，蒸谷米中蛋白质的人体消化吸收率高于普通精米 4.5 个百分点。稻谷经水热处理后，由于籽粒结构强度增加，工艺品质得到提高，加工过程中碎米率相应降低，出米率提高；米糠中的酶活力丧失，延缓了脂肪酸的分解和酸败，因此蒸谷米易于保存。蒸谷米的缺点是米色变深，米饭有异味，米质较硬，不宜煮粥，增加了加工成本。

茶茗媛 什么是发芽糙米呢？

蔬东坡 糙米是稻谷脱壳后不加工或较少加工所获得的全谷粒米，由米糠、胚（胚是种子具有发芽生长成完整水稻植株功能的部分，生产销售大米时都会把胚去掉，保护种质）和胚乳三大部分组成。发芽糙米是将糙米经发芽至一定芽长，由幼芽和带糠层的胚乳组成的糙米制品。在糙米发芽过程中，由于米内部多种酶被激活，能够产生并增加大量具有生理功能的生物活性物质，如γ-氨基丁酸（GABA）、多酚及谷维素等，从而增加了发芽糙米的营养价值。

油不腻　发芽糙米含有哪些营养物质呢？

蔬东坡　发芽糙米比一般糙米营养更丰富。发芽糙米芽体是具有旺盛的生命力的活体，含有丰富的维生素、膳食纤维、多种抗氧化物质、肌醇六磷酸盐（IP-6）、谷胱甘肽（GSH）、γ-氨基丁酸等。其中γ-氨基丁酸是一种非蛋白质氨基酸，被称为人体神经营养素。

果香秀　什么是留胚米呢？

蔬东坡　留胚米是指留胚率在80%以上的大米。胚是稻米的重要组成部分，含有丰富的脂肪、蛋白质和维生素 B_1 等，营养价值高。如果按照国家标准等级精度米的常规生产工艺生产，其胚芽保留量率30%都很难做到。留胚米因含胚较多，脂肪含量高，在温度、水分含量适宜的条件下，微生物容易繁殖。因此，留胚米常采用真空包装或充惰性气体包装，以防止留胚米品质降低。

米小颜　米粉是如何生产出来的呢？

蔬东坡　米粉因其表面光滑、无杂质、爽滑脆口、有韧性等特点而广受人们喜爱。市面上有干、湿两大种米粉产品，人们早餐吃的一般是上述米粉经再次熟化并加入一定的调味料和香辛料的成品。米粉的制作过程主要包括漂洗、浸泡、制粉、挤压成型、冷却、老化、干燥、包装等步骤，在制作过程中因为经历了长时间的浸泡，相对于原料米而言，其水溶性物质会有所丢失。

油不腻　真的有"塑料大米"吗？大米中会掺入"塑料米"吗？

蔬东坡　关于食品安全的谣言很多，主要是科学知识普及得还不够。其实，大米中掺入塑料大米是多年以来的谣言。塑料厂将回收的塑料放入塑料造粒机内加工成再生塑料颗粒，它是制作塑料制品的半成品原料，其价格一般为大米的几倍，因此不会有大米生产厂家会将塑料颗粒加到大米内。市面上还存在一类挤压重组米，它是将大米等原料经过螺杆挤压机挤压后重组织化的大米，其粒形与大米一致，其营养可根据需求进行适当调配，被广泛应用于方便米饭产业，无需担忧其安全性。

果香秀 处处留心皆学问，作为资深吃货，我发现超市里有很多种方便米饭，请问什么是方便米饭？它有哪些类别呢？

蔬东坡 方便米饭是一种经工业化生产，感官品质与新鲜米饭基本一致的主食产品，可经过简单加热后食用或者自热方式蒸煮后食用。方便米饭根据食用方式的不同，分为脱水米饭和非脱水米饭两种。脱水米饭是将适合米水比的大米蒸制之后，再将其水分含量降低至小于 12% 的米制食品。非脱水米饭（如无菌包装米饭）则无须复水，加热即可食用。目前还有一类，是将米粉等原料经过挤压工艺后获得与米粒相似的重组米，经方便米饭中自热包加热蒸煮后食用的。

米小颜 面食长霉点还可以吃吗？

蔬东坡 因为天气潮湿等因素，春秋两季馒头容易长霉点。有的人舍不得扔，认为把有霉点的地方抠掉，没长霉点的地方还可以吃。其实，长霉点的面食等霉变食品上的霉点就是霉菌，加热不能完全去除霉菌毒素，一定要及时将长霉点的面食丢掉，千万不要持侥幸心理食用，当心引起食物中毒。

米小颜 霉菌是什么呢？

蔬东坡 霉菌是真菌类的微生物，用肉眼无法看见霉菌细胞，在可见的霉点附近实际上已经有许多肉眼看不见的霉菌存在，而且日常普通的加热方式并不能完全去除霉菌毒素。

油不腻 米酒与黄酒有哪些差异呢？

蔬东坡 黄酒是指以稻米、黍米、小米、玉米、小麦、水等为主要原料，经加曲或部分酶制剂、酵母等糖化发酵剂酿制而成的发酵酒。而米酒只

21

用大米（以糯米为主）作为原料，使用的是甜酒发酵曲，制作工序简单，含酒精量较少，味道偏甜，也称为糯米酒或甜酒。黄酒与米酒都属于发酵酒，除原料与工艺上的区别外，二者的营养价值都比较高，氨基酸和葡萄糖含量也比较高。

油不腻 自己用大米酿酒，甲醇容易超标吗？

蔬东坡 自己用粮食酿酒，甲醇的产生几乎是不可避免的。因为植物细胞壁中含有果胶，果胶在果胶酶的作用下会生成甲醇。因此，白酒在发酵过程中会产生甲醇。需要说明的是，不论是自酿还是工业化酿酒都会产生甲醇。但工业化生产酒时，一般会通过前处理、改良菌种和改善工艺等方法来降低甲醇含量。自酿酒时，限于设备、知识水平、技术等条件，甲醇含量得不到有效控制，容易超标。

茶茗媛 能燃烧的粉丝是塑料做的吗？

蔬东坡 "很多粉丝是塑料做的，一点火就能燃烧"，这种说法误导了很多人。一般而言，市面上品质较高的粉丝成分只有两种：淀粉和水，而淀粉本身就易于燃烧，这与是否掺塑料没有关系。而且，品质好的粉丝因其纯度好，燃烧时甚至会发出噼里啪啦的响声。从工艺角度来分析，打成粉状的塑料是无法与淀粉粘连的。

鱼美鲜 面粉越白越好吗？

蔬东坡 越白的面粉，其蛋白质含量越低。面粉按照蛋白质含量高低，分为高筋、中筋和低筋面粉。筋度越低的面粉越白，也就是蛋白质含量越少。高筋粉颜色较深，适合用来做面包。中筋粉颜色乳白，介于高、低粉之间，可用来做包子、馒头等。低筋粉颜色较白，蛋白质含量低，麸质也较少，适合用来做蛋糕、饼干等。值得注意的是，颜色越白的面粉会使血糖上升速度越快。

蔬东坡 至此，咱们"愿你吃好"游学团完成了水稻科普专区的学习，晚上回去后再消化一下，变成自己的知识哦。为了大家能够掌握并运用今天学的知识，我把部分重点内容设计成了"极简操作卡""极简辨别卡""极简表格"。

1. 选购大米并不难，分清袋装与散装

袋装米，应选择正规厂家生产的大米，购买时注意查看包装上标注的内容，比如产品名称，企业名称、地址，产品标准号，生产日期等信息。通过观察这些信息，重点识别是不是陈米。

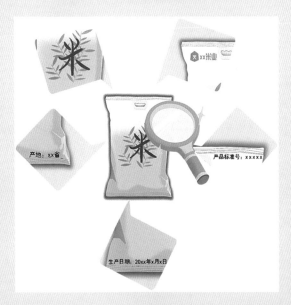

散装米，应从以下几个方面考虑：一看外观。观察大米外观是否白且透亮，有无碎米或黄粒米等情况。二看腹白。腹白部分组织较松散，蛋白质含量较低，淀粉含量较高。一般腹白高的米品质较差。三闻气味。一般新鲜米会有大米特有的气味，品质好的大米香味较浓。四尝硬度。将少量米放在口中嚼，一般新米比陈米硬，水分低的米比水分高的米硬。

2. 保存大米别随意，低温密封要牢记

　　最有效的大米贮存方式是低温密封，家庭贮存时，可以采取真空包装或是选择密封性好的洁净、无菌容器，同时注意减少贮存时间。大米买回来后应尽快吃完，如长时间没吃完，需要隔段时间摊开在阴凉处晾晒一会儿。同时隔一段时间清洗一下存放大米的米缸，可以减少生虫。

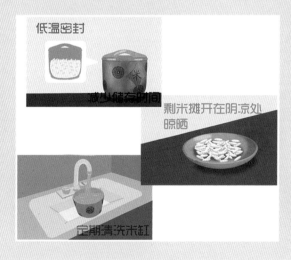

3. 大米要好吃，记住**外观透亮、腹白少**

稻米外观腹白与稻米优劣有关（圆粒型粳稻与长粒型籼稻都适用），一般来说，透亮的米好吃些，而米粒外观腹白较多者食味会差一些。购买大米时，可以用手掰开，识别米粒断层腹白及其大小，以判断大米是否好吃。

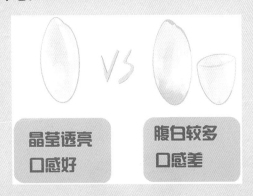

4. 大米保质期因包装方式不同存在差异

根据加工方式、包装方式等的不同，大米的保质期存在一定差异。普通包装的大米，有6～12个月的保质期；散装大米的保质期没有明确规定，一般夏季为3个月，秋、冬季为6个月；真空包装的大米保质期可以达到12～18个月。

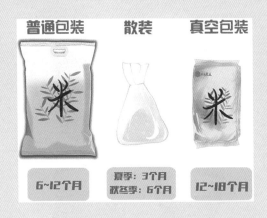

5. 糙米饭做得美美的，记得**浸泡加小苏打**

糙米因为含有皮层，在蒸煮过程中水分难以进入，容易出现夹生或米饭较硬的情况。为了改善糙米的蒸煮品质，可以在做糙米饭时先将糙米用温水浸泡 1～2 小时，让水分充分进入米粒，改善糙米蒸煮品质，使糙米饭更加松软。同时，可以在蒸煮糙米饭时添加少量小苏打增强糙米的吸水性能，降低糙米淀粉糊化温度和黏度，改善糙米饭的品质。

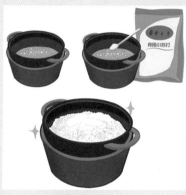

6. 米饭夹生了，试试这**两招**

出现夹生饭时，首先应观察米饭夹生情况，当米饭局部夹生或表面夹生，可将米饭拌匀后用大火蒸熟。但夹生情况严重时，建议加水煮成稀饭等主食食用。

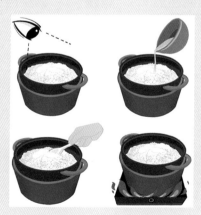

极简辨别卡

1. 一看、二闻、三煮，轻松鉴别新米和陈米

一看：新米颜色乳白或透亮，陈米颜色较深或泛黄。二闻：新米有浓浓的米香，陈米没有香味，甚至有霉味或异味。三煮：新米含水量高，吃起来松软，口感软糯而有嚼劲；陈米含水量少，吃起来比较硬。同时，从煮饭时的用水量与黏性也能区分。用同样多的米和水，新米吸水量少，煮出来的饭水分大，有较强的黏性；陈米吸水量多，煮出来的饭水分少，米饭松散无黏性。

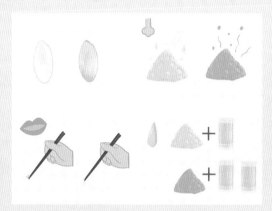

2. 北方多粳米，南方多籼米

稻米的主要成分是淀粉，淀粉主要由直链淀粉和支链淀粉组成。直链淀粉易吸水膨胀且不容易产生交联，赋予了大米蓬松和适宜硬度的口感；支链淀粉则易糊化交联，赋予米饭黏弹的口感。一般来说，籼米主要为杂交稻，产量高，直链淀粉含量略高，大部分粳米中直链淀粉含量较低，因而使米饭黏度较高，硬度较小，比较符合多数人的口感。但大米好不好吃，主要还是与品种有关，籼米也有直链淀粉含量较低、食味口感很好的品种。此外，大米好不好吃还与种植气候条件、土壤、水质、空气以及农药和化肥的使用等息息相关。

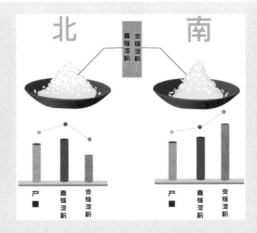

3. 不论哪种营养价值高，糙米和精米都要吃

糙米营养价值比精米高，因为米糠和胚芽部分含有大米中60％～70％的维生素、矿物质和大量必需氨基酸，一般在大型超市里能够方便购买到多种颜色的糙米。

精米，虽然洁白细腻，但营养价值已经在加工过程中有所损失，再加上做饭时反复淘洗，外层的维生素和矿物质会进一步流失，剩下的就主要是碳水化合物和部分蛋白质，但这不影响大米作为每天基本能量（淀粉）物质供给。

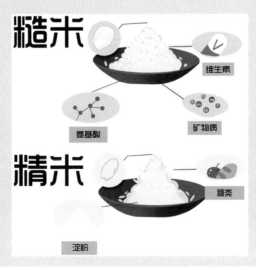

糙米的口感比精米要差，难被消化吸收，再加上商品化的大米一般需要把胚芽去掉以保护水稻种子资源，所以市场上销售的基本上都是精米。

4. 米与面补能量，营养成分差不多

米与面，主要营养成分差不多，都是以碳水化合物为主，其次为蛋白质，再次为脂肪，还有一些微量元素和维生素等。但米和面的具体的营养价值与它们的品种、产地、加工的精度、烹调的方法都有很大的关系，二者存在一定的差异，但都容易被消化，都是人体主要的能量供应物。吃米还是吃面主要还是根据不同地域、不同人群的饮食习惯而定。

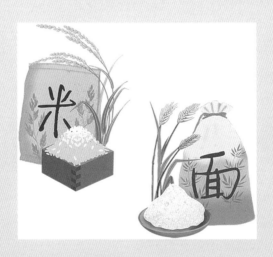

5. 黄酒与米酒，皆为发酵酒

黄酒与米酒都属于发酵酒，只是原料与工艺有区别。黄酒是指以大米、黍米、小米、玉米、小麦、水等为主要原料，经加曲或部分酶制剂、酵母等糖化发酵剂酿制而成的发酵酒。而米酒只用大米（以糯米为主）作为原料，也称为糯米酒或甜酒，使用的是甜酒发酵曲，制作工序简单，含酒精量较少，味道偏甜。

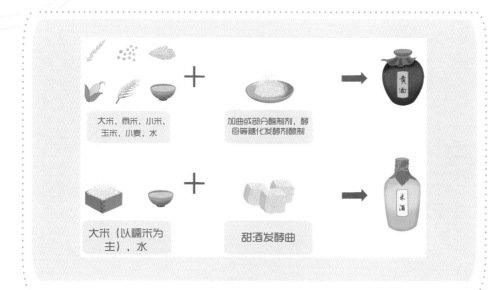

极 简 表 格

大米等级

| 类别 | 等级 | 整精米率/% | | | 垩白度/% | 食味品质/分 | 不完善粒含量/% | 水分含量/% | 直链淀粉含量(干基)/% | 异品种率/% | 杂质含量/% | 谷外糙米含量/% | 黄粒米含量/% | 色泽和气味 |
		长粒	中粒	短粒										
籼稻谷	1	≥56.0	≥58.0	≥60.0	≤2.0	≥90.0	≤2.0	≤13.5	14.0~24.0	≤3.0	≤1.0	≤2.0	≤1.0	正常
	2	≥50.0	≥52.0	≥54.0	≤5.0	≥80.0	≤5.0							
	3	≥44.0	≥46.0	≥48.0	≤8.0	≥70.0	≤8.0							
粳稻谷	1	≥67.0	≤2.0	≥90.0	≤2.0			≤14.5	14.0~20.0					
	2	≥61.0	≤4.0	≥80.0	≤4.0									
	3	≥55.0	≤6.0	≥70.0	≤6.0									

大米辨认方法

项目	优质大米	较差大米
香味	米香或特殊香味浓	无香味或陈味
色泽	透亮、白净	亚色、黄色
垩白	少或无	多或大
粒型	籼稻一般是细小或细长粒，粳稻一般是圆粒	籼稻中等长粒型，一般比较饱满

新米和陈米鉴别方法

项目	新米	陈米
看色泽	透亮或乳白	颜色暗淡或泛黄色
闻气味	米香较浓、鲜	有陈味或异味
煮吃口感	米饭黏性较强，外观比较油亮，吃起来柔软	米饭松散无黏性，外观暗淡或亚色，吃起来比较乏味

稻渔米与普通大米的区别

项目	稻渔米	普通大米
稻米品种	稻渔米品种抗倒伏强，更加注重选择优质的品种	有普通品种，也有优质的品种
栽种模式	稻鱼、稻虾、稻鸭等共生或轮养（作）的栽种模式生产出来的稻米	常规的栽种模式
产品差异	稻渔栽种模式要求种植区域环境好，适宜鱼、虾、鸭等共生，普遍米质较好，食品卫生更好	根据品种的特性，种植区域的污染度以及农药、化肥的施用决定稻米品质的好坏

常见稻米对比

稻米类别	释义	主要特征
东北大米	种植于东北生产的粳稻米，统称为东北米	具有粳稻米的典型特征，东北米生产种植区域温差大，生育期长，圆粒，黏性好，嚼劲足
五常大米	种植于黑龙江五常区域特定优质稻品种（稻花香2号）生产的粳稻米	东北大米中最为优质的粳稻米

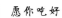

（续）

稻米类别	释义	主要特征
泰国大米	种植于泰国，并由泰国特定的香稻品种生产的大米	主要特征就是香味浓，粒型为中长粒，伸展性好，口感佳
玉针香米	特定指籼稻品种"玉针香"为原粮加工的优质稻米	长粒籼稻米，香味浓，食味口感好，是当前我国南方稻区最好吃的籼稻米
广东丝苗米	粒型细长，千粒重较小（23g以下），食味品质好	粒型细长的好吃的大米

真假黑米辨别

项目	真黑米	染色黑米	备注
看米皮	有	一般无	市场上出售的黑米均为保留糠层（含果皮、种皮、糊粉层等）的糙米。染色米一般以白米为原料，普通白米通常是把糠层去掉，以精白米的方式食用
看米槽（棱）	有	一般无	一般染色原料的白米是精米，表皮比较光滑
看成色	不均匀，粒间有差异	比较均匀，粒间差异少	天然黑米去壳除糠后一般会出现少量断裂黑米，其外皮破损从而露出内部胚乳的自然色，成熟度不一致的天然黑米粒间还会有一定程度的色差
搓	纸上基本无色	纸上留有明显黑色	将一小撮米放到用水浸湿的软纸（或卫生纸）上，然后用手搓，搓后纸上留有明显黑色的很可能就是染色黑米
掰	米心为乳白色或透明无色	米心为黑色或其他颜色	把黑米从中间掰断，真黑米米心为乳白色或透明无色。若米心为乳白色可判别为黑糯米，米心透明无色可判别为黑黏米；粒形细长者可能为黑籼米（糯米或黏米），短圆者大致为黑粳米（糯米或黏米）。掰断黑米粒后，如果米心为黑色或其他颜色，一般可以判定为染色米，因为花青素在胚乳中是不存在的

（续）

项目	真黑米	染色黑米	备注
泡	浸出液呈现玫瑰红色	浸出液呈现黑色或不变色	取少量米用普通食用白醋浸泡几分钟，真黑米浸出液呈现玫瑰红色，染色黑米呈现黑色或不变色。因为天然黑米本身含有水溶性花青素，在浸泡时部分色素迅速溶解于水而使浸出液明显变深黑紫色，遇到白醋后即变成红色。对于染色黑米，如果使用的染色剂是水溶性的，浸泡后水呈现黑色，而用非水溶性的染色剂染色的大米浸泡后水不变色

温馨提醒：

学然后知不足。记得用实际行动去升级你的生活方式哦！把你学以致用的经验记录下来吧。

1. _____
2. _____
3. _____

知识加油站

水稻自述：我有个大家族

我叫水稻，是人类的好朋友。

你能区分我家族中的常规稻与杂交稻吗？

常规稻是通过自身繁殖产生的自交品种，可以留种且后代不分离。杂交稻是两个遗传性不同的品种或类型进行杂交所产生的具有杂种优势的子一代组合。由于杂种代个体间的基因相同，因此，群体性状整齐一致，可作为生产用种。而从2代起，由于基因分离，会出现株高、抽穗期、分蘖力、穗型、粒型和米质等性状分离，导致优势减退，产量下降，不能继续作种子使用。因此，杂交稻需要每年进行生产性制种，以获得足够的杂种一代种子，满足生产需要。

常规稻品种既可作为粮食，又可作为种子，可自繁自用不像杂交稻需要

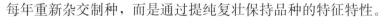

每年重新杂交制种，而是通过提纯复壮保持品种的特征特性。

杂交稻与基因型为纯合的常规稻不同，它的基因型是杂合的，其细胞质来源于母本，细胞核的遗传物质一半来自母本，一半来自父本。

根据杂交稻亲本遗传性不同和种子生产途径不同，中国生产应用的杂交稻主要有三系杂交稻、两系杂交稻。三系杂交稻是利用不育系、保持系和恢复系三系配套，通过两次杂交程序生产杂交稻种。两系杂交稻是利用光温敏核不育系和恢复系一次杂交生产杂交稻种子。根据籼粳类型和亲缘关系，又可分为三系杂交籼稻、三系杂交粳稻、三系籼粳亚种间杂交稻，以及两系杂交籼稻、两系杂交粳稻、两系亚种间杂交稻等不同类型。

我的两种类型有很多不同之处：一是性质不同：杂交稻是选用两个在遗传上有一定差异，同时它们的优良性状又能互补的品种进行杂交，生产具有杂种优势的第一代杂交种，用于生产。常规稻是可以留种且后代不分离的水稻品种。二是特点不同：常规稻不像杂交稻通过杂交或变异而来，而是通过选育、提纯、保持本品种的特征特性不变。三是优势不同：利用杂种优势来提高农作物的产量和品质是现代农业科学的主要成就之一。常规稻是通过若干代自交达到基因纯合的品种，个体遗传型相同，从外观上看，群体整齐一致，上下代的长相也一样，在保证品种纯度情况下产量也不会下降。同时，二者在颜色、形状等方面也有较大差异。

告诉你一个秘密，我可以再生，你知道什么是再生稻吗？

再生稻在中国有着悠久的种植历史，可以追溯到1 700年前。其特点是在一季稻成熟之后，大约只割下稻株的上 2/3 的部位，收取稻穗，留下下面的 1/3 植株和根系，进行施肥和培育，让其再长出一季稻子。两季总计通常比其一季稻的产量要增加 50%，对粮食增产有重要意义。适合种植再生稻的地区主要是那些阳光和热度不够种植两季稻，但是种植一季稻又有多的地区。由于在原有的根系上再次生长，相当于省了了二季稻种植地区从收割完第一季稻到第二季季稻生长中期的这段时间，因此它叫再生稻，而不是两季水稻。于是这些种植一季稻又有多的地区就可以种植再生稻。

你知道彩色大米的前世今生吗？

传统大米都是晶莹剔透的白色，而近年来，市面上出现了一种彩色大米，这些红、紫、黑、绿、黄等颜色各异的新米，受到不少超市的青睐。同时也面临了许多疑问，比如彩色大米是不是染色的，是不是转基因的，是不是不能食用的。其实，彩色大米是科学家们利用杂交和反复回交以及花药培养等技术手段结合冬季在海南南繁加代等方法选育出来的，它们可不是转基因水稻哦。这些彩色水稻大部分不仅视觉好看，还较常规水稻高产，而且营养丰富。

第二站　你的杂粮你做主了吗？

——走进杂粮科普基地

>> 科普基地简介 <<

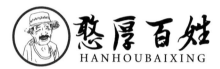

基地名称：憨厚百姓合作社"湘约自然"杂粮科普基地

基地授牌：农业科普基地、关心下一代工作活动基地、青少年科普基地

开放形式：接受团队预约

收费标准：免费

二维码："愿你吃好"视频号二维码

交　通：搭乘"愿你吃好"游学团专车

眼前，是一片片金灿灿的荞麦地，村子里人山人海，不远处传来一阵阵吆喝声："大家都尝尝，然后把自己的选票投给你觉得味道最好的荞麦食品。"走近人群，发现人们正围着多种不同颜色、不同大小的荞麦食品。

蔬东坡 大家现在来到的是憨厚百姓合作社"湘约自然"杂粮科普基地，该基地集精品香薯等杂粮种植、研发、加工、销售于一体，并引进国内外先进的休闲食品精加工生产技术，对特色香薯及五谷杂粮等进行深加工，实现初级农产品向高附加值的精加工产品的转化。大家边参观边交流，自由提问，本博士有问必答，哈哈。

蔬东坡 在正式进入游学第二站前，我先要给大家画个像，做完以下关于杂粮的极简判断题，你们就知道自己是小白、凡人还是达人啦！

>>> 杂粮科普知识自测试卷 <<<

答题人：_____   得分：_____

1. 薏米最养颜、小米最养胃，对吗？（ ）

2. 杂粮难消化，应控制杂粮食用量，对吗？（ ）

3. 每天要坚持食用豆类食品，对吗？（ ）

4. 大麦适合夏季食用，对吗？（ ）

5. 药食同源的杂粮有刀豆、白扁豆、赤小豆、薏米，对吗？（ ）

6. 红薯、山药、芋头等薯类的烹调方式应尽量简单，选择清蒸方式，对吗？（ ）

7. 日常以薯类为主食的人群要注意补充蛋白质，对吗？（ ）

8. 变绿的马铃薯可以吃，对吗？（ ）

9. 马铃薯最好是削了皮吃，对吗？（ ）

10. 冬季适合喝红薯汤，对吗？（ ）

扫一扫，对照答案，看看你能得多少分吧。

》 知识问答社区 《
杂粮全视角

米小颜 杂粮主要包括哪些呢？

蔬东坡 杂粮是相对我们平时吃的精米白面等细粮而言的，主要包括谷类以及各种豆类、块茎类。谷物类主要包括玉米、小米、红米、黑米、紫米、高粱、大麦、燕麦、荞麦等。豆类主要包括黄豆、绿豆、红豆、黑豆、青豆、芸豆、蚕豆、豌豆等。块茎类主要包括红薯、山药、马铃薯等。

茶茗媛 杂粮品种多，据说还难消化，那我们老年人每天吃多少杂粮合适呢？

蔬东坡 杂粮有点难消化，要控制好杂粮食用量，一次食用的量不要太多，《中国居民营养膳食指南》中推荐每人每天食用 50 克杂粮。参照正常人的食量，老人和小孩吃杂粮应该减半，因为老人和小孩通常肠胃功能比较弱，食用过多的粗粮容易导致胃胀、胃酸。此外，胃肠功能差、患消化系统疾病的人也应该合理控制吃杂粮的量，免疫力低下的人也不适合多吃杂粮。

茶茗媛 晚餐和中餐都可以吃杂粮吗？搭配着吃和单独吃，哪种吃法好呢？吃杂粮有哪些讲究呢？

蔬东坡 如果搭配食用，最好在晚餐食用。人体可以更好地利用杂粮中的膳食纤维来消除体内的垃圾，降低血脂。杂粮中的膳食纤维还能刺激肠壁产生蠕动，使大便较快排出体外。因此，晚上吃膳食纤维，能更好地帮助我们在第二天早上排便，减少毒素对肠壁的毒害。另外，吃粗粮容易产生饱腹感，所以在晚上吃可以减少进食量，从而避免吃得过饱。如果单独食用，最佳食用时间是中午，因为下午一点到三点是小肠经起作用的时间，胃消化好，肠胃吸收比较快，而且可以补充一日所需的能量，避免晚上摄入更多食物。

果香秀　杂粮是不是吃得越多越好呢？食用杂粮时要注意什么呢？

蔬东坡　杂粮是我们生活中不可或缺的食物，但是杂粮并不是吃得越多越好，杂粮富含高膳食纤维，不易消化。长期过多食用杂粮，会影响蛋白质的补充，进而影响免疫功能，也容易导致肠道阻塞、脱水等急性症状，影响身体对其他营养元素的吸收，导致营养不良。

鱼美鲜　食用杂粮要讲究一定的人群，哪几类人群不适合多吃杂粮呢？

蔬东坡　一是 3 岁以下的婴幼儿，应少食或不食小杂粮，小宝贝的身体需要吸收多种维生素，而过多食用杂粮会阻止宝宝的营养吸收，如果家长一定想在膳食中添加的话，一定要遵守"量少精做"的原则，即每次添加的量要少，还要加工得很细，如磨成粉状或煮烂，并且要与细粮搭配得当。二是孕产妇及青少年，这两类人群对营养和能量的需求比较大，过量食用杂粮，影响消化吸收，还会导致营养成分单一、缺乏，易造成营养不良。所以食用杂粮一定要"粗细结合"，避免过多食用杂粮。三是老年人，老年人五脏六腑功能皆减弱，机体的新陈代谢能力、消化系统的调节能力亦随之下滑，所以食用的杂粮最好要细加工，并且不能长期以杂粮为主食。只有正确地食用杂粮，才能发挥其真正的作用和价值。

油不腻　杂粮品种多样，如何烹调各种粗粮呢？

蔬东坡　和直接煮饭相比，小米熬成粥，味道更好；黑米硬且粗糙，和大米一起熬粥，口感更好；糙米与大米混合，煮饭、熬粥均可；荞麦面与面粉混合，可制作多种主食，如荞麦饼、荞麦馒头等；鲜玉米煮熟做正餐或加餐食用，玉米面与面粉混合制成玉米饼、包子、馅饼等。如果要用粗粮熬粥，需提前浸泡，紫米、黑米、糙米等须泡 4 小时左右。

茶茗媛　杂粮搭配着吃更健康吗？

蔬东坡　没有任何一种食物的营养是全面的，所以种类搭配越合理，营养会越齐全。在选择饮食的时候，最重要的一个原则就是饮食均衡。杂粮要做好种类搭配，粗粮和细粮搭配，谷类杂粮、豆类杂粮和薯类杂粮搭配。只吃精米、白面是不符合平衡膳食原则的，还要吃粗杂粮，如小米、玉米、荞麦、高粱、燕麦等。只有饮食均衡了，才能保证营养的吸收，从而提高身体素质。

玉　米

米小颜　怎么样分辨甜玉米和糯玉米呢？

蔬东坡　甜玉米是菜用玉米的一种，由于甜玉米中可溶性糖向淀粉的转化比较慢，所以甜玉米的胚乳中积累了较多的可溶性糖和水分，因此吃起来比普通玉米更甜。其赖氨酸含量也是普通玉米的2倍多，蛋白质、脂肪和其他氨基酸均高于普通玉米，同时还含有多种维生素、矿质元素、亚油酸和营养纤维。它除了鲜食外，还可用于罐头加工、速冻加工等。糯玉米是由普通玉米发生突变再经人工选育而成的新类型，其籽粒胚乳淀粉为100%的支链淀粉，煮熟后黏软而富有糯性，俗称黏玉米。由于糯玉米籽粒中淀粉完全由支链淀粉构成，并且由糯性控制，使其具有特别的食用品质，以及在工业生产中具有特殊的用途。它含有丰富的蛋白质和维生素。糯玉米适合蒸煮或烤制食用，蒸煮时一般冷水下锅，待水沸腾后调至中火煮20～25分钟，其口感香甜黏软，吃起来比较有韧劲。

油不腻　鲜食甜糯玉米是转基因产品吗？

蔬东坡　鲜食甜糯玉米通常是指在籽粒乳熟期采收并用作蔬菜或水果的新鲜玉米，该类型品种是利用玉米自身胚乳突变基因选育而成，而不是利用外源基因通过转基因手段培育的特殊玉米品种。

鱼美鲜　水果玉米是一种旱粮玉米，还是一种水果呢？水果玉米可以直接生吃吗？

蔬东坡　水果玉米是适合生吃的一种超甜玉米，易于被人体消化吸收，是一种新兴的休闲营养食品。与一般的玉米相比，它的主要特点是皮薄、汁多、质脆而甜，可直接生吃，薄薄的表皮一咬就破，清香的汁液溢满齿颊，生吃熟吃都特别甜、特别脆，像水果一样，因此被称为水果玉米。水果玉米的总糖量大于 33.6％，含糖量高达 20％，是一般水果的 2 倍左右，比西瓜也要高出 30％。水果玉米富含维生素 A、维生素 B_1、维生素 B_2、维生素 C、矿物质及游离氨基酸等。

果香秀 玉米花丝是什么呢？

蔬东坡 玉米花丝是雌穗花柱和柱头的统称，又名玉米须、苞谷须和蜀黍须，是一种传统的中草药，国内外学者对玉米花丝的化学成分进行了很多的研究，发现干燥玉米花丝中含量最多的是碳水化合物，同时花丝中也含有多糖类、多酚类、植物甾醇类、有机酸、矿物质、生物碱、隐黄素、鞣质和玉米黄质等成分。

米小颜 什么是爆裂玉米？为什么爆裂玉米不经过高压力就可以膨裂呢？

蔬东坡 爆裂玉米是一种用于爆制玉米花的玉米类型。其果穗和籽粒均较普通玉米小，结构紧实，坚硬透明，遇高温有较大的膨爆性。其籽粒多为黄色或白色，也有红色、蓝色、棕色甚至花斑色的。爆裂玉米籽粒几乎全为角质淀粉，淀粉粒间致密，很少有空隙，籽粒具有比较高的容重，加热后自身内部能产生较高的压强。当籽粒内结合水汽化时，淀粉粒间的水蒸气运动使压强不断增加，直至气压达到可以胀破淀粉粒间的胶合力及种皮的限制力时，就可以爆裂成为玉米花，能爆裂成大于原体积几十倍的爆米花，膨爆之后均裸露出乳白色的絮状物，呈蘑菇状或蝴蝶状。而普通的马齿型玉米、硬粒型玉米因含有粉质淀粉，籽粒内空隙过大，在常压下加热，水蒸气在淀粉粒间的空隙内运动，难以在籽粒内形成足够的压强。

油不腻 我家种了一些甜糯玉米，如何确定甜糯玉米适宜的收获时期呢？

蔬东坡 对于甜玉米来说，乳熟期是甜玉米鲜食和加工采收的关键时期。甜玉米果穗籽粒的胚乳中的内含物由清水状浆逐渐变为乳白色的荸浆，并随着糖分向糊精的转化，胚乳变成如面团性状，用手指轻轻地掐籽粒不冒浆水，而是黏稠的半固化乳状物，可视为采收适时的形态标准。具体判断的方法：一是根据授粉时间初步判断，一般甜玉米品种适宜的采收期是授粉后 20 天左右；二是看果穗，大部分果穗苞叶基本呈绿色，果穗顶部花丝完全变成深褐色并未干萎；三是掐籽粒，用手指掐果穗中上部籽粒，不冒出清浆，而是黏稠的半固化乳状物；四是品尝籽粒，即用手指剥下几颗籽粒，品尝甜味，要求甜味纯正。

糯玉米用作鲜穗上市，或用作加工的果穗，一般在蜡熟期收获。适宜的采收期可参照以下方法确定：根据授粉时间初步判断，一般糯玉米品种适宜的采收期是授粉后 23 天左右。另外，参考植株及果穗形态，植株茎叶仍为青绿色，果穗花丝为深褐色，果穗苞叶开始变黄，呈黄绿色，籽粒内胚乳随着失水，由糊状开始变为蜡质状（此时期被称为蜡熟期）。籽粒呈现该品种固有的形状和颜色，果皮用手指仍可掐破，但指痕不明显。

茶茗媛 用玉米加工的产品有哪些呢？

蔬东坡 玉米能加工成玉米油、玉米挂面、玉米蛋白饮料、玉米年糕、玉米花生薄饼、玉米原浆饮料、玉米淀粉、玉米火腿肠制品等。玉米油是玉米深加工的产品之一，中国的玉米含油率一般为 3.5%～4%，国外培育出的高含油玉米的含油率可达 7.2%～7.5%，中国培育出的高含油玉米可达8%～10%。在玉米深加工过程中生产的玉米油，可再进一步加工成玉米色拉油，可以使玉米增值。玉米油是一种值得大力推广的植物油，它的不饱和脂肪酸含量高达 85% 以上，主要有油酸和亚油酸，吸收率达 97% 以上。

茶茗媛 能讲一下国内玉米加工的现状吗？

蔬东坡 中国玉米深加工品种众多，主要有淀粉及其衍生物、淀粉糖系列、变性淀粉系列、医药类系列、发酵类系列及副产品系列等几大类。中国是世界玉米第二大主产国，其历年产量均可占世界年总产量的 1/5 左右。中国玉米深加工产品已有上千种，主要有玉米淀粉、赖氨酸、淀粉糖、味精、变性淀粉、食用酒精、化工醇、燃料乙醇等。

油不腻 玉米淀粉有什么应用呢？

蔬东坡 玉米抗性淀粉是一种良好的食品添加剂，制造果酱时增添适当的直链淀粉能够使其质地有显著的改进，直链淀粉具备凝胶、凝固的特性，合适的直链淀粉和支链淀粉配比的淀粉可添加于罐头、饮料、口服液等饮品中，使其入口滑嫩细密，可使糕点、奶酪柔软可口，用作甜食和化妆品等的添加剂比常见的淀粉有更特殊的效果。将玉米抗性淀粉添加到面条中，可改善鲜面条的蒸煮性能、质地和拉伸性能；添加到馒头中，制作出的馒头在色泽、弹性、外形、韧性等方面均有良好的表现，而且还有玉米香味。直链淀粉对人体内一些重要微量元素（如钙、铁、锌等）的吸收也有影响。

玉米淀粉也可用作食品包装材料，高直链淀粉容易凝结构成紧固的凝胶，因此其能够用作食物包装薄膜，这种薄膜拥有一定的强度和韧性，对氧和油脂有不错的阻绝功能。使用合适透过率的薄膜来给食品表面涂层，很大程度上能延长食品的保质期。食物外表的涂层还能阻拦其表面的溶质向内渗透，对食品有明显的保护功能。

玉米淀粉在药品及化妆品中也有应用，直链淀粉可以有效地包合水杨酸，提高载体的利用率，减少药物的浪费。在化妆品行业中的直链淀粉-风味分子包含物可以得到广泛的利用，能够使直链淀粉变为突出的胃胶囊壁材，包埋超氧化物歧化酶（SOD）、维生素、中草药提取物等，可以很好地增加化妆品的功效。

果香秀 玉米为什么是饲料之王呢？

蔬东坡 玉米种植面积很广，是主要的能量饲料。世界上玉米的用途为：70%～75%作为饲料，15%～20%作为粮食，10%～15%作为工业原料；玉米在食品及酿造工业上用途极广，其副产品如酒糟、玉米蛋白粉、玉米胚芽饼等也主要用作饲料；玉米的茎、叶、穗轴也是很好的饲料。据分析，玉米茎秆和叶片所含养分超过其他谷物秸草的一倍以上，可以鲜喂或制成青贮饲料，也可以晒干贮存，粉碎后喂用。玉米适口性好，能值高。玉米的营养特性是粗纤维含量低，仅为2%，无氮浸出物高达72%，粗脂肪含量为3.5%～4.5%，故其可利用能值非常高。玉米含有丰富的维生素，且亚油酸含量高达2%，当玉米在日粮中的配比达50%以上时，仅其本身提供的亚油酸就可充分满足猪的需要。玉米在猪的配合饲料中所占比例通常在

60％以上，其价格的高低影响着配合饲料的价格。

小　米

鱼美鲜 什么是小米呢？

蔬东坡 小米又称为粟，北方称谷子，谷子脱壳为小米，其粒小，直径1毫米左右。小米是世界上最古老的栽培农作物之一，起源于中国黄河流域，是中国古代主要的粮食作物。粟生长耐旱，品种繁多，俗话说"粟有五彩"，有白、红、黄、黑、橙、紫等各种颜色的小米，也有黏性小米。中国最早的酒也是用小米酿造的。

果香秀 为什么说小米粥养胃呢？

蔬东坡 小米富含蛋白质、碳水化合物、维生素 B_1、钙、磷、钾、铁、硒等。还含有色氨酸，有利于睡眠。小米粥容易被消化吸收，非常有利于肠胃蠕动缓慢、身体瘦弱、脾胃虚弱的老年人、患者和孕妇食用。但对于肠胃功能正常或较强的人群来说，如果经常喝小米粥，没有食物研磨膨胀，会减弱胃的紧张收缩，逐渐降低胃腔内的压力，削弱胃动力和肠胃蠕动。所以小米的养胃功能是针对特殊受众的，普通人最好的养胃方法是培养健康规律的饮食习惯。

米小颜 小米可以煮饭吗？

蔬东坡 小米可以煮饭，但小米比大米煮的时间要长，这跟种子本身的吸水率和吸水速率有关。一般人们会把大米和小米放在一起煮做成二米饭，通常大米会更多一些，如果要用小米做成纯米饭，最好先把小米浸泡一下再煮。

有 色 稻 米

油不腻 什么是有色稻米？

蔬东坡 有色稻米是一类特异水稻种质资源，其颜色主要由花青素沉积在水稻种子的果皮和种皮内形成，常见的有红米、黑米、紫米、绿米、黄米等。

茶茗媛　有色稻米更有营养吗？

蔬东坡　有色稻米在我国具有悠久的食用历史。虽然不同研究者对其营养成分的分析结果不尽相同，但多数认为红米与紫黑米富含蛋白质、氨基酸、植物脂肪、纤维素和人体必需的矿物质，如铁、锌、钙等，以及丰富的维生素 B_1、维生素 B_2、维生素 B_6、维生素 B_{12}、维生素 D、维生素 E 和烟酸，尤其是含有一般稻米缺乏的维生素 C、胡萝卜素等。

果香秀　为什么洗米时有色稻米会掉色？

蔬东坡　因为洗米时，会引起稻米果皮种皮的脱落，色素溶于水中使洗米水的颜色发生改变，所以稻米褪色并不是因为染了色，是正常的物理现象，可以放心食用。

鱼美鲜　有色稻米都是糙米吗？

蔬东坡　糙米是稻谷脱壳后仍保留了皮层和胚的米粒，与大米相比，糙米不仅含有更多的蛋白质、脂肪、维生素、矿物质等营养成分，更重要的是还含有膳食纤维、谷维素、谷胱甘肽、γ-氨基丁酸、米糠多糖、二十八烷醇、肌醇等多种促进人体健康的功能因子。有色稻米如果加工成精米就要去掉果皮和种皮，从而失去其特别的色泽，所以有色稻米都是糙米。

高　粱

米小颜　高粱秆为什么是甜的呢？

蔬东坡　高粱的品种众多，而甜高粱就是高粱众多品种中的一支。甜高粱，顾名思义，就是一种含糖量很高的高粱品种。但并不是说高粱种子是甜的，而是高粱的茎秆里含糖量很高，把甜高粱秆砍下来以后，还可以当甘蔗来吃。甜高粱的茎秆一般用于榨糖，也可以作为优质牧草，经过青贮以后，成为牛羊等很多牲畜喜爱的饲料。

油不腻 为什么高粱酒更好喝呢？

蔬东坡 在我国，以高粱为原料蒸馏白酒已有 700 多年的历史，正如俗语所说，"好酒离不开红粮"，驰名中外的中国名酒多是以高粱作主料或作辅料配制而成。高粱籽粒中除含有酿酒所需的大量淀粉、适量蛋白质及矿物质外，更主要的是含有一定量的单宁。适量的单宁对发酵过程中的有害微生物有一定的抑制作用，能提高出酒率。单宁产生的丁香酸和丁香醛等香味物质，能增加白酒的芳香风味。因此，含有适量单宁的高粱品种是酿制优质酒的佳料。

燕 麦

果香秀 燕麦片和麦片有什么区别？

蔬东坡 不少消费者认为燕麦片就是麦片，其实两者并不能画等号。燕麦片是以燕麦为原料而加工制成的。而麦片是各种谷物的统称，由小麦、玉米、大豆、大米等谷物混合制作而成，里面燕麦的含量非常低，有的甚至不含燕麦。

茶茗媛 为什么说燕麦营养健康呢？

蔬东坡 燕麦的营养比大米、小麦都要高，尤其是蛋白质的含量，燕麦可达 15％～17％，小麦只有 8％～13％，稻米的蛋白质含量更低，而且燕麦中含有更多的不饱和脂肪酸和膳食纤维，有利于人体健康。燕麦片饱腹感强，食用起来也很方便，因其具有低糖、低脂、高纤维等特点，一直以来深受广大减肥者和健康饮食者的喜爱。

苦 荞

茶茗媛 苦荞有哪些种类呢？它们分别有哪些特点呢？

蔬东坡 苦荞在世界上有 100 多个品种（包括变种、亚种），但总体上来说，分为两大类：黄苦荞和黑苦荞。黄苦荞一般生长在海拔 1 500 米左右的山区，而黑苦荞一般生长在海拔 2 000～3 000 米的山区。黄苦荞外壳为黄灰色，黑苦荞外壳为黑色，但脱壳以后，一般凭肉眼很难分辨。黑苦荞中生物类黄酮含量是黄苦荞的 3～5 倍，其营养价值比黄苦荞高。黄苦荞产量较高，一般亩产在 250 千克左右，而黑苦荞的亩产一般不超过 100 千克。

果香秀　苦荞是食物还是药物呢？怎样吃最好呢？

蔬东坡　苦荞是药食两用的作物。苦荞主要用来煮粥、泡茶或研磨成粉制作面食。

鱼美鲜　苦荞中含有哪些营养成分呢？

蔬东坡　主要有四种：一是生物类黄酮。荞麦黄酮是一种具有多种生物活性的复合物质，其中芦丁（维生素 P）占 80%，而芦丁在其他谷类作物中几乎不存在。二是维生素。苦荞中含有多种维生素（如维生素 B_1、维生素 B_2、维生素 B_6、维生素 C、维生素 E、维生素 PP）。其中 B 族维生素含量丰富。三是脂肪。苦荞麦中油酸和亚油酸含量极高，而亚油酸是人体最重要的脂肪酸，体内不能合成。四是蛋白质。苦荞含有 19 种天然氨基酸，总含量达 11.82%。苦荞含有一般谷物所缺少的赖氨酸，并富含精氨酸和组氨酸。苦荞蛋白中有近 1/3 为清理蛋白，可清理体内毒素和异物。

油不腻　听说苦荞面里要参小麦粉，这是为什么呢？

蔬东坡　因为苦荞带苦味，口感比较粗糙，所以加入一定比例的小麦粉可以减少苦味、增强适口性。

大　麦

米小颜　大麦、小麦我一直分不清，有什么办法区分吗？

蔬东坡　从麦芒来区分，大麦的芒很长，和麦穗的长度差不多，小麦的芒相对来说要短。大麦的外壳很难剥下来，小麦的外壳在脱粒时已经掉了。

大麦一般被用作啤酒的原料，或作饲料，小麦主要用来加工面粉。大麦的收获期比小麦早。

茶茗媛 大麦适合夏季食用吗？

蔬东坡 用炒过的大麦泡茶饮，即为大麦茶，可以消暑解渴，适合夏季饮用。夏天气温升高，暑湿气盛，容易引起脾胃功能受损，食欲不振，夏天食用大麦粥或大麦茶对身体健康有益。

油不腻 用大麦制作的食品有哪些呢？

蔬东坡 在国外，大麦主要是用来酿酒，高附加值、深加工的产品也很多，主要有早餐食品（面包、面食等）、挤压食品、焙烤食品、饮料、功能性成分提取物、饲料等。相比来说，中国大麦产业的发展较为落后，大麦深加工的产品不多，在国内，大麦主要也是用于啤酒的酿造和饲料的加工，在大麦食品加工方面，比较多的是麦片、大麦茶、大麦面条和大麦芽营养片等。大麦的深加工主要涉及其中功能营养因子 β-葡聚糖、麦绿素、膳食纤维的提取以及将提取物作为食品添加剂应用在食品中。

鱼美鲜 大麦有哪些营养价值呢？

蔬东坡 大麦中含蛋白质 10.2%、膳食纤维 9.9%，还含有 B 族维生素、β-葡聚糖等。大麦芽主要含 α 淀粉酶、β 淀粉酶、转化糖酶，还含麦芽糖、B 族维生素、磷脂、葡萄糖等。大麦具有"三高二低"的特点，即高蛋白、高膳食纤维、高维生素、低脂肪、低糖。大麦中的钙、磷、铁、镁等矿质元素含量也比较丰富，其含量高于大米和小麦粉。

油不腻 能讲一下饲用大麦在中国的应用吗？

蔬东坡 大麦是养殖家畜家禽的优质饲料。大麦具有超高的粗蛋白质含量、可消化蛋白含量、氨基酸含量及硒含量，能够维持细胞正常机能，对动物生长有重要作用。大麦籽粒、青贮、干草均可作饲料。大麦籽粒稍加磨碎后，就可以直接喂养猪、牛等家畜；用大麦籽粒喂养奶牛，可以获得优质的牛乳和黄油。我国的一些养鱼场曾采用大麦做成颗粒饲料喂养鳊、草鱼。大麦也可以作为青贮饲料，在孕穗期到抽穗期割青贮，青贮柔嫩多汁、营养丰富，在灌浆期收割青贮，则可以作为奶牛养殖的上等青贮饲料。大麦还可以调制成大麦干草，大麦干草具有较高的蛋白质和较低的粗纤维含量，能够在春季提供优质的粗饲料。大麦也是生产高档牛肉最好的能量饲料，饲料中添加大麦可以育肥肉牛，使其胴体脂肪硬挺、品质佳。

豆 类 全 视 角

米小颜 药食同源是什么意思呢？

蔬东坡 药食同源的意思是药物和食物之间没有明显的分界线，作为药物的同时也可以当食物来吃，有治病的功效。古代医学家将中药的"四性""五味"理论运用到食物之中，认为每种食物也具有"四性""五味"。

茶茗媛 药食同源的杂粮有哪些呢？

蔬东坡 国家卫健委公布的既是食品又是药品（即药食同源）的杂粮有刀豆、白扁豆、赤小豆、薏苡仁等。

果香秀 外观相似的食物很多，比如红豆和赤小豆就经常分不清，它们有什么区别呢？

蔬东坡 煮饭用红豆，入药选赤小豆。红豆、赤小豆由于外观相似，经常被误认为同一种东西。其实，它们的口感、用法都不同。从外观看，红豆体积较大，多为圆柱形，呈暗棕红色；赤小豆多为椭圆形，较细长，平滑有光泽。红豆一般多用于日常食用，如做饭熬粥等；赤小豆功效强些，非常适合入药。

鱼美鲜 民间有"每天吃豆三钱，何须服药连年"的谚语，坚持食用豆类，有利于健康吗？

蔬东坡 "每天吃豆三钱，何须服药连年"的意思是说，如果人们每天都吃点豆类食品，可有效抵抗疾病。现代营养学证实，每天坚持食用豆类食品，有助于减少脂肪含量，增加免疫力，降低患病的概率。豆的种类非常多，每种豆类所含的营养成分和食疗作用都不相同。平时多吃几种豆，了解每种豆子的营养价值，选择适合自己的豆类，更有利于健康。

茶茗媛 "五谷宜为养，失豆则不良"是什么意思呢？

蔬东坡 豆类的营养价值非常高，我国传统饮食讲究"五谷宜为养，失豆则不良"，意思是说五谷是有营养的，但没有豆子就会失去平衡。豆类含有丰富的蛋白质、食物纤维、维生素 B_1 和铁，可以有效地补充米饭中缺乏的一部分氨基酸和其他营养物质。

黄　　豆

油不腻 食用黄豆有哪些注意事项呢？

蔬东坡 黄豆性偏寒，胃寒者和易腹泻、腹胀者不宜多食。黄豆不可生吃，有毒。食用了不完全熟的豆浆可能出现包括胀肚、拉肚子、呕吐、发烧等不同程度的食物中毒症状。现在市场上多个品牌的豆浆机最高熬煮温度都达不到 100℃，事实上制得的豆浆是不完全熟的，应用豆浆机磨完豆浆后在锅上加热，煮开后再煮 15 分钟左右。

茶茗媛 黄豆加工的食品有哪些呢？

蔬东坡 以黄豆为关键原料生产加工制得的食品很多，如水豆腐、豆干、豆腐片、老豆腐、豆浆粉、豆浆、大豆油等，这些全是大家日常生活中很常见的食品，不但吃起来味道好，而且对身体也有很多益处。非发酵豆类食品包括水豆腐、豆干、豆腐丝、油炸豆腐、豆腐皮、豆芽菜、豆浆、黄豆面粉、大豆油等。发酵豆类食品包括豆腐乳、黄豆酱、水豆豉、生抽、纳豆等。黄豆植物油脂产品系列包括酸奶、豆浆粉、酸奶片、豆浆晶等。黄豆仿肉食品包括黄豆豆干等产品系列。黄豆蛋白粉产品包括大豆蛋白粉、黄豆萃取蛋白质、黄豆分离蛋白、黄豆组织蛋白质等，这种商品可作为蛋白原材料加到肉类食品、点心、冷食等各种各样的食品中。独特多功能性豆类食品包括大豆磷脂产品、大豆低聚糖产品、大豆卵磷脂产品等。

绿　豆

油不腻　我煮的绿豆汤经常变红，这是与水有关，还是与时间有关呢？怎么煮绿豆汤不变红呢？

蔬东坡　把绿豆放在沸水中，盖上盖子，煮几分钟，汤色还是碧绿色的，然而继续煮就会氧化变红。氧化的速度和汤的酸碱度有关，北方地区通常是碱性水，所以绿豆汤容易变红。

熬煮绿豆汤的时候，最好选择纯净水或者弱酸性的水，就不容易氧化变色了。水煮沸，然后放入绿豆，盖上盖子继续煮制 10 分钟左右即可。

果香秀　绿豆在铁锅中煮熟后变黑了，是什么原因呢？

蔬东坡　绿豆在铁锅中煮熟以后会变黑，如同苹果、梨子用铁刀切了以后，表面会变黑一样。这是因为绿豆与苹果、梨子等多种水果一样，细胞里都含有鞣酸，鞣酸能和铁反应，生成黑色的鞣酸铁。绿豆在铁锅里煮，会生成一些黑色的鞣酸铁，所以会变黑。

果香秀　煮绿豆汤有哪些注意事项呢？

蔬东坡　绿豆的大部分活性成分都在绿豆皮里，但在烹调绿豆时，很多人会把绿豆的皮扔掉；在制作绿豆粉丝和绿豆沙时，传统做法也是去掉豆皮，把煮豆的水也扔掉。其实，绿豆真正的营养在它的皮中。绿豆皮中含有大量抗氧化成分，如类黄酮、单宁、皂苷等，还有含生物碱、豆固醇、香豆素、强心苷，以及大量的膳食纤维。为了保证绿豆皮中的营养不丢失，在煮绿豆汤时应注意以下几点：

煮绿豆汤别用铁锅。绿豆皮中的类黄酮和金属离子相互作用后，可能形成颜色较深的复合物。比如绿豆汤加上蜂蜜，会产生黑色，正是这样的道理。这种反应虽然没有毒性物质产生，但可能干扰绿豆的抗氧化作用，妨碍金属离子的吸收。因此，煮绿豆汤时，不要用铁锅，用砂锅最佳。

煮绿豆汤要控制好时长。由于绿豆的防暑活性成分主要以多酚类抗氧化物质为主，保持它们的活性，对于绿豆的防暑作用十分重要。在煮制过程中应盖上锅盖，尽量减少绿豆汤与氧气的接触面积。同时，煮制时不妨把煮沸

10分钟之内的汤取出单独饮用，因为此时绿豆汤的颜色为碧绿色，溶出的物质主要是豆皮中的活性成分，而且氧化程度最低，清热能力最强。取出这些汤后，加沸水继续煮制，直到把豆粒煮烂食用即可。

煮绿豆汤时别加碱。绿豆富含B族维生素，B族维生素是绿豆解暑特性的一个重要组成部分，能弥补人出汗时的营养损失，而碱会严重破坏多种B族维生素。此外，绿豆中的类黄酮抗氧化成分也会因为加入碱而损失，致使结构变化，颜色转为黄色。因此，煮绿豆汤最好不要加碱。如果希望把汤煮得黏稠一些，可考虑加入少量燕麦片或糯米来"增稠"。

鱼美鲜 听说绿豆芽的营养价值比绿豆更高，如何快速制作绿豆芽呢？

蔬东坡 绿豆在发芽过程中，维生素C会增加很多，而且部分蛋白质也会分解为人体所需的氨基酸（可达到绿豆氨基酸量的7倍），所以绿豆芽的营养价值比绿豆更高。将绿豆用80℃的水冲一下（这称为烫种），浸泡过夜，待涨发的时候沥水。将沥水后的绿豆装在一个不透光的、底部铺无纺布的沥水容器内，绿豆表面覆盖一块湿布（无油），要求边上也能覆盖到。接下来就是每天往湿布上洒3～4次温水，豆子千万不能见到光，不能因为好奇把湿布揭开看。24小时后，绿豆就开始长出了芽，发出了根须。在25℃左右的气温条件下，5天左右就可以发好绿豆芽。

红　　豆

米小颜 红豆和红小豆有什么区别呢？

蔬东坡 红豆，古称小菽、赤菽，也称为赤豆、红饭豆，是常见的小杂粮。红豆有个"孪生兄弟"，叫红小豆或赤小豆。两豆同属豆科，都是一年生半缠绕草本植物，外形和习性十分相似。色泽棕红、体形较圆、个头稍大的为红豆，也就是赤豆、红饭豆，这种豆煮后绵软，常用来做豆沙。而色泽紫红、个头较小、细长稍扁（呈长圆形，一端粗一端细）的，为红小豆，这种豆不易煮烂，口感较硬。李时珍强调的"正宗"红小豆（赤小豆）是紫红色的紧实小长粒，有栽培和野生两种，主要分布于广东、广西、江西及上海郊区等地，而红豆在全国南北各地均有栽培。

黑　豆

果香秀　黑豆有哪些营养价值呢？

蔬东坡　黑豆是黑色大豆，黑豆中含有不饱和脂肪酸，其纤维质含量高。黑豆浆不像黄豆浆一样性寒，喝多了也不会拉肚子。黑豆浆配全麦面包，可以称为营养早餐的黄金搭档，可以吃得舒坦放心。黑豆一直被人们视为药食两用的佳品，因为它具有高蛋白、低热量的特性。黑豆中蛋白质含量高达 36%～40%，相当于肉类的 2 倍、鸡蛋的 3 倍、牛奶的 12 倍，还能提供粗纤维。

油不腻　怎样区分真假黑豆呢？

蔬东坡　由于黑豆的营养价值高，市面上出现一些染色的假黑豆。泡黑豆时会掉色，水颜色加深，这是正常现象。如果只是洗了一下就掉色或者泡的时候水色特深，那有可能是假的。还可以观察黑豆的种脐，染色的假黑豆种脐是黑的，而真黑豆种脐是白色的。

茶茗媛　如何制作醋泡黑豆呢？

蔬东坡　做醋泡黑豆时，需要准备质量好的黑豆 100 克、醋 500 克、大蒜 1 个。把准备好的黑豆放在清水中冲洗干净，再放到阳光下，晾干表面的水分，然后准备一个平底锅，将平底锅烧干后把黑豆倒入锅中，火力控制在中小火之间，来回翻炒锅中的黑豆，炒到黑豆表皮全部裂开以后关火。等锅中的黑豆完全降温以后，把它们收集起来，装入干净的玻璃瓶中，再加入准备好的醋，醋的量一定要完全没过黑豆，在最上层放上去皮的大蒜，然后把瓶盖密封好，放冰箱中保存十天左右即可。

青　豆

米小颜　什么是青豆呢？

蔬东坡　青豆是种皮为青绿色的大豆。按其子叶的颜色，又可分为青皮青仁大豆和绿皮黄仁大豆两种，在东北、华北、陕西、四川及长江下游地区均有出产。

芸　　豆

米小颜　芸豆是什么豆呢？

蔬东坡　芸豆，学名菜豆，属于蔷薇目豆科菜豆属一种可以食用的豆科植物。芸豆具有短日照属性，但多数品种对日照长短要求不严格，四季都能栽培，故有"四季豆"之称，南北各地均可相互引种。其嫩荚或种子可作鲜菜，也可加工制作成罐头、腌渍、冷冻与干制。

茶茗媛　食用没有做熟的芸豆会引起食物中毒吗？

蔬东坡　会的。芸豆之所以会引起食物中毒，是因为芸豆的豆荚和豆粒中都含有毒素，最主要的毒素便是植物红细胞凝集素和皂苷这两种物质，但植物红细胞凝集素和皂苷等有毒成分都怕热，它们经过充分加热后就会被破坏，对人体就没有毒性作用了，因此彻底做熟的芸豆可以放心食用。

米小颜　是不是豆类普遍含有植物红细胞凝集素和皂苷这两种可怕的毒素呢？

蔬东坡　植物红细胞凝集素存在于豆粒中，豆类（包括大豆、四季豆、豌豆、蚕豆等）普遍含有这种物质，它能对人体消化道产生强烈刺激。皂苷位于豆荚中，广泛存在于植物界，皂苷进入人体后，其水解产物皂苷元同样能刺激胃肠道黏膜，引起炎症反应。

蚕　　豆

果香秀　蚕豆有哪些用途呢？

蔬东坡　蚕豆的用途非常广泛，可食用、肥用、饲用，主要是食用。新鲜蚕豆可直接烹饪食用，或加工成蚕豆制品。蚕豆制品是指以蚕豆为主要原料，经过一系列特定的加工步骤制作或者精炼提取而得到的产品，它们一般也具有蚕豆相应的丰富的营养价值，某些蚕豆制品的营养成分甚至比蚕豆本身更加全面。传统的蚕豆制品一般包括非发酵豆制品和发酵豆制品。非发酵豆制品种类多样，如五香豆、凉粉、粉皮、豆瓣沙等。发酵豆制品一般包括豆瓣酱、豆瓣辣酱、酱油、甜面酱等调味品，如郫县豆瓣。

油不腻 食用蚕豆时要注意什么呢？

蔬东坡 蚕豆含有植物凝血素、胰蛋白酶白抑制因子、β-糖苷等抗营养成分及种皮等不宜食用部分，因此蚕豆不可生吃，脾胃虚弱者不宜多食。对蚕豆过敏、有遗传性血红细胞缺陷症以及蚕豆症患者均不宜食用。食用蚕豆过多可能引起腹胀，消化不良者可以将每天食用的量控制在一把以内。

豌 豆

鱼美鲜 豌豆有什么营养价值呢？

蔬东坡 豌豆的营养价值很高，含有蛋白质、B族维生素、维生素 C、胡萝卜素、无机盐等营养成分。

油不腻 豌豆与荷兰豆有什么关系呢？

蔬东坡 豌豆可分为软荚豌豆和硬荚豌豆，其中的硬荚豌豆就是我们平常所说的豌豆，也叫粮用豌豆，以生产豌豆粒为主，但其嫩荚也可作蔬菜食用。软荚豌豆就是荷兰豆，也叫食荚豌豆，主要以嫩荚作为蔬菜食用，一般不用来生产豌豆粒。

果香秀 豌豆苗可以吃吗？

蔬东坡 豌豆苗含有丰富的维生素 C 和维生素 E，并且二者的含量都超过了西兰花。豌豆苗中维生素 A 与胡萝卜素的含量略少于西兰花。豌豆苗还含有丰富的钾。通常我们食用豌豆嫩梢，其营养丰富，质地柔嫩，甘甜清香。豌豆苗叶色翠绿，叶肉厚，纤维少，梢叶嫩，是冬春菜中的珍品，是绿叶菜中营养价值高的蔬菜。

山　药

鱼美鲜　山药是什么？有什么营养成分呢？

蔬东坡　山药原名薯蓣，栽种的称为家山药，野生的称为野山药，作为中药材的称为淮山、怀山药、淮山药等，是药食两用的中药材，为薯蓣科植物薯蓣的干燥根茎，是多年生草本植物，茎蔓生，喜光，耐寒性差。山药含有蛋白质和淀粉等营养成分。

果香秀　怀山药、淮山药和铁棍山药有哪些区别呢？

蔬东坡　山药因为不同地区环境种植，其营养成分可能不同，人们对怀山药、淮山药和铁棍山药最为熟悉，可是很多人并不知道其不同点。怀山药与淮山药最大的区别之处就是产地不同，怀山药是河南省焦作地区种植的山药，自古就很有名，因为焦作地区古称怀庆府，所以焦作产的山药也被称为怀山药。淮山药是江苏安徽等地所产的山药，也被称为毛山药。怀山药可细分为铁棍山药、白皮山药、小绒毛山药等多个品种，因此铁棍山药是怀山药的一个品种。铁棍山药属怀山药中的"极品"，与普通怀山药相比，铁棍山药粗细均匀，通常直径为1～2厘米，毛须略多，表皮颜色微深，并可见特有的暗红色"锈斑"，粉性足、质腻，折断后其横截面呈白色或略显牙黄色，入水久煮不烂。它富含大量的氨基酸，汁液较浓，味道鲜美，口感"面而甜"，并有淡淡的麻味。

油不腻　为什么接触山药会让手发痒呢？洗山药手痒时，如何处理呢？

蔬东坡　山药皮中含有的皂角素或黏液里含的植物碱，会使少数人接触山药后过敏而发痒。山药黏液中含有的皂苷，也是过敏原之一，人的皮肤接触后就可能引发接触性皮炎，最常见的症状就是手很痒，严重的可能出现红、肿、刺痛等症状。出现过敏症状的时间往往因人而异，有些人反应很快，边切手就痒，也有人要过一段时间才会有反应。由于山药而引发接触性皮炎的临床病例也不少。处理这种过敏，可以选择用温水泡手，然后配合白醋进行清洗，主要是利用酸碱中和的作用。处理山药过敏应以预防为主，在处理山药之前佩戴手套可以很好地预防过敏。

茶茗媛 吃山药时，有什么注意事项吗？

蔬东坡 有以下值得注意的方面：①山药中的淀粉含量较高，胸腹胀满、大便干燥、便秘者最好少吃。②体质偏热、容易上火的人也要慎食山药。③有些人爱用山药涮火锅，若再配上麻辣小料，那更是热上加热，也最好少吃。④糖尿病患者不可一次吃过量的山药，食用量较大时应适当减少主食的量。⑤消化性溃疡和肝硬化患者，应选用蒸、炖等烹饪方法，忌爆炒和醋熘。⑥胃肠道不好的人吃山药时，不要同时服用小苏打片等碱性药物，以免小苏打使山药中的淀粉酶失效。⑦少数人接触山药后会引起过敏而发痒，处理山药时应避免直接接触。⑧山药不可以生吃，因为生的山药里有一定的毒素。

红 薯 类

米小颜 红薯和地瓜是一个东西吗？

蔬东坡 在北方红薯和地瓜都是指红薯。红薯学名甘薯，其食用部分为块根，外皮土黄色或紫红色。红薯含有大量不易被消化吸收的纤维素和果胶。另外，它含量丰富的β-胡萝卜素，是一种有效的抗氧化剂。红薯中还有一种被称为"去氧表雄酮"的生理活性物质。在南方，地瓜实际上指的是凉薯，学名豆薯，其食用的部分也是块根。地瓜富含糖类、蛋白质，其肉质洁白、嫩脆、香甜多汁，可生食、熟食，并能加工制成沙葛粉。地瓜的老熟块根中淀粉含量较高，可提制淀粉。地瓜的种子和茎叶中含有鱼藤酮，对人畜有剧毒，应避免食用，但可用以制杀虫药剂。

鱼美鲜 红薯有红心、白心、黄心、紫心的，哪种红薯更有营养呢？

蔬东坡 红薯营养物质丰富，具有相当数量的可恢复性淀粉和膳食纤维，白心红薯以淀粉为主，其矿物质含量略高于红心红薯。黄心和红心红薯含水量高、含糖量相对较高，富含不同种类的类胡萝卜素。黄心红薯的胡萝卜素含量比红心红薯高一些，其他的营养成分差不多。紫心红薯富含硒元素、铁元素，含有丰富的花色苷。红心、黄心红薯营养价值最高，白心红薯主要用于加工，紫心红薯具有一定的抗氧化的作用。

油不腻 很多人知道马铃薯发芽有毒不能吃，但红薯、芋头、山药、生姜发芽了还能吃吗？

蔬东坡 红薯发芽后无毒，但发芽后薯块中的营养被芽消耗，口感和营养价值会下降。另外，注意它们是不是发霉了，霉变的红薯和紫薯不能吃。发芽的芋头会降低芋头本身的营养价值，且口感变差一些，但总体是可食用的。山药、生姜发芽后都不会产生毒素，可以食用。

茶茗媛 薯类怎么烹调最好呢？薯类的升糖指数高吗？

蔬东坡 红薯、山药、芋头等薯类的烹调方式应尽量简单，最好选择清蒸方式。薯类的蛋白质含量较低，日常以薯类为主食的人群要注意补充蛋白质，以免营养不良。大多数薯类的升糖指数不高，可作为糖尿病患者的主食，但要注意相应减少米饭的摄入量。与其他薯类相比，马铃薯含钾量相对较高，肾功能不全的患者应少吃。

油不腻 红薯可以生吃吗？哪些人不宜食用呢？烹饪时有哪些需要注意的呢？一般搭配什么一起吃呢？

蔬东坡 红薯不宜生吃，因为生红薯中淀粉的细胞膜未经高温破坏，很难在人体中被消化。食用凉的红薯易致胃腹不适。红薯在胃中产生酸，所以胃溃疡及胃酸过多的患者不宜食用。烂红薯（带有黑斑的红薯）可让人中毒，不可食用。红薯等根茎类蔬菜含有大量淀粉，可以加工成粉条食用，但通常会加入明矾，若过多食用会导致铝在人体内蓄积，不利于健康。红薯含有"气化酶"，在煮红薯时，应当适当地延长蒸煮的时间，这样可使红薯中含有的"气化酶"被破坏掉，吃后就不会出现腹胀、胃灼热、打嗝、反胃、排气等不适的感觉。红薯和米面搭配着吃，可以起到蛋白质的互补作用，配以咸菜或喝点菜汤即可避免烧心、吐酸水、肚胀排气等现象。

茶茗媛 冬季适合喝红薯汤吗？

蔬东坡　冬季可以在午餐时喝红薯汤，补充膳食纤维。红薯是一种非常适合老人、小孩的食材，特别是在冬季，应季新鲜瓜果不多，多吃红薯可以有效补充膳食纤维。

马铃薯

油不腻　听说马铃薯有"第二面包"之称，能提供一日三餐所需的营养，马铃薯可以作为主食吗？

蔬东坡　马铃薯营养价值丰富，成分以淀粉为主，另含丰富的钾，有"第二面包"之称，能提供食用者一日三餐所需的营养，相比水稻和小麦，马铃薯种植需要的水量比较小，并且对土地质量要求不高，这是马铃薯种植的优势所在；马铃薯全粉储藏时间长，在常温下可贮存 15 年以上，马铃薯全粉可以作为战略储备粮，应对未来可能出现的粮食危机。2015 年，我国启动马铃薯主粮化战略，推进将马铃薯加工成馒头、面条、米粉等主食，成为继水稻、小麦、玉米后的又一主粮。但从饮食结构上来看，谷类提供了丰富的膳食纤维、维生素、微量元素等，营养学倡导的金字塔食物结构的底层为谷类，占份额最多，建议科学搭配食用。

茶茗媛　能给我们讲讲马铃薯发芽产生的龙葵素有什么特点吗？听起来很可怕呢，有哪些危害呢？

蔬东坡　马铃薯发芽会产生一种被称为龙葵素（又称茄碱）的毒素，人如果一次吃进 200 毫克龙葵素，经过 15 分钟至 3 小时就可发病，引起口腔及咽喉部瘙痒，上腹部疼痛，如果吃进 300～400 毫克或更多的龙葵素，则症状会很重，表现为体温升高和反复呕吐而致失水，以及瞳孔放大、怕光、耳鸣、抽搐、呼吸困难、血压下降，极少数人可因呼吸麻痹而死亡。

鱼美鲜　变绿的马铃薯可以吃吗？马铃薯应该如何贮存呢？

蔬东坡　不能吃。马铃薯的绿色是叶绿素的着色，本身是没有毒害的，但是它反映了马铃薯中茄碱量的升高。茄碱是一种有毒物质，0.2～0.5 克茄碱足以使一个成年人丧命，这是变绿马铃薯有毒不能吃的真正原因。当马铃薯长期暴露在阳光下时，其中的茄碱量就会增加，这是马铃薯为了防止被食草动物吃掉而形成的一种自我保护方式。茄碱会使马铃薯的味道变苦，人吃了含有茄碱的马铃薯后，会感到口干舌燥、心悸气短，更严重的还会出现精神错乱，出现幻觉，造成瘫痪。茄碱存在于整个马铃薯中，表皮要多一些，削皮可以去除 30%～90% 的毒素。马铃薯最好是削了皮吃。一旦出现马铃薯发绿的情况，不要舍不得扔掉，因为这时候整个马铃薯的茄碱含量已经很高了，只是把发绿的部分削掉，仍然会中毒。因此，马铃薯应贮存在低温、通风、无阳光直射的地方。

果香秀 马铃薯有哪些妙用呢？

蔬东坡 马铃薯营养丰富，能供给人体大量的热能，它既可以作主食，也可以作蔬菜用。马铃薯皮在家居生活中能起到一定的清洁功能，可用于除水垢、去油迹污渍。以马铃薯为原料，可加工制成各种速冻方便食品和休闲食品，如薯片、薯条及各种膨化食品。马铃薯变性淀粉还可以深加工制成果葡糖浆、柠檬酸，以及医药方面的多种添加剂等。

花　　生

鱼美鲜 为什么花生有"素中之荤"的美称呢？

蔬东坡 花生不仅风味独特诱人，既可生食，又能熟食和加工，还是一种全营养要素型食品。首先花生是人类主要的食用油和植物蛋白质来源。花生籽仁中含有大量的植物油（52%左右）、蛋白质（26%左右），其蛋白质含量仅次于大豆，而高于芝麻和油菜，花生蛋白比大豆蛋白更易于被人体消化和吸收利用，营养价值比粮食类高，可与鸡蛋、牛奶、肉类等一些动物性食物媲美，因此花生和黄豆一样有"植物肉""素中之荤"等美称，很适合制作各种营养食品。其次，花生还含有碳水化合物 6%～23%，纤维素 2%，矿物质中的钙、锌、铁、磷含量高，吃花生等于补钙。

茶茗媛 我看到你经常吃生花生，这种方式适合什么人呢？如何科学地吃花生呢？有哪些需要注意的呢？

蔬东坡 在花生的诸多吃法中以炖、煮着吃为最佳，这样既避免了主要营养素的破坏，又具有了不温不火、口感潮润、入口好烂、易于消化的特点，老少皆宜。生吃花生米对有胃病的人是有好处的。最佳方法是每天早晨空腹吃几粒，很多人不能坚持，胃痛胃酸时再吃也有一定的缓解作用。将花生连红衣一起与红枣配合食用，这种方式最适宜于身体虚弱的出血病人。花生炒熟或油炸后，性质热燥，不宜多食。花生含油脂多，消化时需要多耗胆汁，故胆病患者不宜食用。花生能增进血凝，促进血栓形成，故患有血栓或血黏度高的人不宜食用。花生霉变后含有大量致癌物质黄曲霉素，所以霉变的花生千万不要吃。

果香秀 生花生和熟花生有什么区别呢？哪一种更好呢？

蔬东坡 生花生内的生物活性成分较多，生物酶、维生素等破坏、流失较少。生花生由于没经过高温炒制或蒸煮，过氧化值较低，不易上火，但难消化一些。熟花生烘烤的香气浓厚，但火气会比较重，不可过量食用，蒸煮的花生更易消化。建议花生与其他食物一起烹饪，如小米、枣子、猪脚，其他食物含有的一些有益物质会融入花生中，对人体是有一定好处的。不管是生花生还是熟花生，对人体的健康都非常有好处，建议大家按照自己的喜好，适量食用，才能更大程度地发挥其对身体的有益作用。

茶茗媛 小籽花生与大籽花生有什么不同呢？哪种更好吃呢？

蔬东坡 小籽花生纤维素含量偏低，物质紧密度低，因此食味上表现质地细松、酥嫩，炒制后气味浓厚浓香；大籽花生纤维素含量较高，物质紧密度高，食味上表现质地粗糙、紧实，食味偏淡，香味较轻。

茶茗媛 红籽花生有哪些营养优势呢？

蔬东坡 红籽花生是湖南省永州市的蓝山、江永等县瘠薄旱地广泛种植的地方小籽良种，种植历史悠久。该品种的荚果整齐美观，籽仁种衣呈深红色，商品性优良，食味特别香甜、细酥。因当地特有的红土土质，红花生富含硒、铁、锌、磷等有益矿物质。

果香秀 黑籽花生有何营养优势呢？

蔬东坡 黑籽花生的突出特点是黑色种皮中富含花青素，花青素是抗氧化、抗衰老、抗突变等功能物质，有"乌金"之美誉。黑籽花生外美内秀，籽仁富含蛋白质、人体必需氨基酸、B族维生素、维生素E、胆碱、卵磷脂及钙、锌、铁、磷等矿物质。

米小颜 我平常喜欢吃花生系列产品，用花生制作的食品有哪些呢？

蔬东坡 由于花生营养价值高、食味诱人、加工性能好，利用花生直接制作的食品种类多、品质优，市场占有率高。常见的花生食品有烤炸花生、花生酱、花生糖果、花生奶粉、花生酸奶酪、花生果奶、花生果茶等。用花生油作原料，可制造色拉油、调和油、起酥油和人造奶油等。用脱脂或半脱脂的花生可加工成花生蛋白粉、组织蛋白、分离蛋白、浓缩蛋白，这些蛋白粉是食品工业的重要原料，既可直接用于制作焙烤食品，也可与其他动植物蛋白混合制作肉制品、奶制品和糖果等，花生粉还可用以制作面包、面条、饼干及其他糕点的添加剂、强化剂，它既能提高食品的营养价值，又能改善食品的功能特性。例如，用花生蛋白和牛奶生产的混合乳，其营养成分中总固体物含量为11.5%，其中蛋白质含量4%、脂肪2%、碳水化合物5%，并含有维生素A、维生素B_2、维生素C、维生素E、维生素D、叶酸、碳酸钙、烟酸胺等。

芝　麻

米小颜 黑芝麻和白芝麻有什么区别呢？

蔬东坡 从营养角度看，黑芝麻、白芝麻都是营养丰富的食物。①脂肪含量高，黑芝麻的脂肪含量约为46%，白芝麻约为40%。②维生素E含量高，黑芝麻维生素E含量约为50毫克/100克，白芝麻约为38毫克/100克。③纤维素含量高，黑芝麻纤维素含量约为28%，白芝麻约为20%。④从钾、钠比来看，黑芝麻为43:1，白芝麻为8:1。所以黑芝麻的补益作用要比白芝麻强一些。但黑芝麻种皮要厚一些，所以比白芝麻口感差一些。

油不腻 黑芝麻保质期有多久呢？存放时间长，对它的营养价值有什么影响呢？

蔬东坡 芝麻属于油料作物，含油量较高，容易被氧化，可以将芝麻晒干后放入矿泉水瓶子等密封容器里避光、低温保存。芝麻的保质期一般不超过 12 个月，熟芝麻更容易氧化。如果打开包装，油香扑鼻，那么应该是质量好的芝麻，但如果有一种油哈喇味，那就是变质了。芝麻含油量高，时间长了，很容易造成脂肪酸败，失去原有的营养，还会产生黄曲霉毒素等致癌物质。

鱼美鲜 黑芝麻要怎么吃才能更有利于吸收呢？

蔬东坡 黑芝麻整粒吃对于营养的吸收来说并不是最好的，因为黑芝麻种皮较厚，只有把它碾碎，其中的营养才容易被吸收。所以，黑芝麻最好碾碎了再吃，或制作成芝麻酱、芝麻香油食用。

粗粮加工食品

米小颜 五谷都是稻谷吗？

蔬东坡 平常俗称的五谷所指的是 5 种谷物。五谷，在古代有多种不同说法，最主要的有两种：一种指稻、黍、稷、麦、菽；另一种指麻、黍、稷、麦、菽。两者的区别是：前者有稻无麻，后者有麻无稻。古代经济文化中心在黄河流域，稻的主要产地在南方，而北方种稻有限，所以五谷中最初无稻。

果香秀 窝窝头是用什么做的呢？

蔬东坡 窝窝头一般是用玉米面做的，是黄色的，它的样子和名字是一样的，圆锥形锥底部有一个向里面凹进去的口，故得名"窝窝头"。现在市面上有一种五谷稻坊窝窝头，不仅仅只是玉米窝窝头了，还有黑米窝窝头、高粱窝窝头、红薯窝窝头、绿豆窝窝头、糯米窝窝头等，它们基本上都是以五谷杂粮为基本材料，经特殊配方加工而成。如今的窝窝头已经是一种绿色、美味、营养、健康的美食了，因粗粮对身体健康很有好处，因此广受人们的喜爱。

米小颜 什么是五谷粉呢？

蔬东坡 五谷粉以多种优质谷物为原料，经物理碾磨、科学调配而成，保留了原料的营养成分，冲调后口感细腻丰满、香味浓郁，即冲即食，老幼皆宜，是居家、旅游理想方便的美味营养食品。

茶茗媛 五谷粉有哪些种类呢？

蔬东坡 黑五谷粉以黑米、黑芝麻、黑豆等5种黑色或黑褐色谷物为原料，富含锰、锌、铜等无机盐，以及大量的脂肪、蛋白质，还含有糖类、维生素A、维生素E等。黄五谷粉以小米、玉米、核桃等黄色谷物为原料，富含磷、钾、镁、铁、钙等多种微量元素及膳食纤维、矿物质。白五谷粉以燕麦、苦荞、亚麻籽、山药等白色谷物为原料，含有丰富的水溶性膳食纤维、生物类黄酮及人体所必需的多种营养成分。红五谷粉以红米、红豆、红皮花生等红色谷物为原料，富含铁质、淀粉质、蛋白质、磷、维生素及多种微量元素。绿五谷粉以糙米、绿豆等绿色谷物为原料，富含维生素B、维生素E及钾、镁、锌、铁等多种微量元素和矿物质。

油不腻 常见的杂粮面有哪些呢？

蔬东坡 常见的杂粮面有绿豆面、苦荞面、葛根面、百合面等。绿豆面中蛋白质、粗纤维、矿物质的含量10倍于普通面粉，营养丰富。苦荞面中的苦荞富含了大量的可溶性膳食纤维、维生素E和黄酮等。

果香秀 有哪些是由杂粮混合制作的调味酱呢？

蔬东坡 常见的有三豆酱、黄豆荞麦酱、黑豆芝麻酱和黑豆燕麦酱等。三豆酱，采用优质黑豆、绿豆、红小豆为原料，经过煮熟、发酵、粉碎等工艺，再加入花生油、食盐、味精、生姜、蒜、干辣椒、天然香料等辅料精制而成。黄豆荞麦酱采用黄豆、荞麦为原料，经过煮熟、发酵、粉碎等工艺，再加入花生油、食盐、味精、生姜、蒜、干辣椒、天然香料等辅料制作而成。黑豆芝麻酱、黑豆燕麦酱采用黑豆、燕麦、芝麻为原料，再加入花生油、食盐、味精、生姜、蒜、干辣椒、天然香料等辅料精制而成。

果香秀 豆瓣酱和黄豆酱是同一种东西吗？

蔬东坡 豆瓣酱和黄豆酱并不是同一种东西，它们的原材料存在很大区别。黄豆酱是用黄豆炒熟磨碎后发酵而制成的，有浓郁的酱香和酯香，咸甜适口。豆瓣酱是由各种微生物相互作用，产生复杂生化反应而酿造出来的一种红褐色的发酵调味料，它是由豆（华南、西南等地用蚕豆，中原、华东地区多用黄豆）、曲子（一种用来发酵的菌）、盐、辣椒等调味料做成的，可以有效补充蛋白质，含有脂肪、维生素、钙、磷、铁等，具有较高的营养价值。

鱼美鲜 豆豉是什么？

蔬东坡 豆豉是一种调味品，以黑豆或黄豆为主要原料，利用毛霉、曲霉或者细菌等微生物蛋白酶的作用，分解大豆蛋白质，达到一定程度时，用加盐、加酒、干燥等方法，抑制酶的活力，延缓发酵过程而制成，可以在做菜肴的时候使用。豆豉含有多种营养素。

蔬东坡 至此，咱们"愿你吃好"游学团完成了杂粮科普专区的学习，晚上回去后再消化一下，变成自己的知识哦。为了大家能够掌握并运用今天学的知识，我把部分重点内容设计成了"极简操作卡""极简辨别卡""极简表格"。

极简操作卡

1. 吃杂粮有讲究，中餐重时间，晚餐重搭配

杂粮如果单独食用，最佳食用时间是中午，下午一点到三点是小肠经起作用的时间，胃消化好，肠胃吸收比较快，而且可以补充一日所需的能量，避免晚上摄入更多食物。

杂粮如果搭配食用，最好在晚餐食用，杂粮要做好种类搭配，粗粮和细粮搭配、谷类杂粮、豆类、杂粮和薯类杂粮搭配。晚餐搭配食用杂粮，人体可以更好地利用杂粮中的膳食纤维来消除体内的垃圾，降低血脂，而且容易产生饱腹感，从而避免吃得过饱。

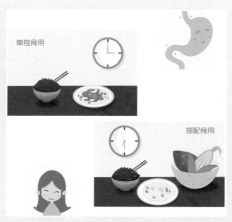

2. 杂粮这样烹调很美味，不同做法对应不同品类

只吃精米、白面是不符合平衡膳食原则，还要吃粗杂粮，如小米、玉米、荞麦、高粱、燕麦等。如何烹调？要分品类。小米熬成粥，味道更好；黑米硬且粗糙，和大米一起熬粥，口感更好；糙米与大米混合，煮饭熬粥均可；荞麦面与面粉混合，可制作多种主食，如荞麦饼、荞麦馒头等；鲜玉米煮熟做正餐或加餐食用，玉米面与面粉混合制成玉米饼、包子、馅饼等。用杂粮熬粥，需提前浸泡，紫米、黑米、糙米等需泡4小时左右。

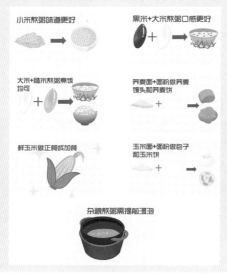

3. 记住这两点，绿豆汤不变红

最好选择纯净水或者弱酸性的水来煮绿豆汤，水煮沸，然后放入绿豆，盖上盖子继续煮制 10 分钟左右，就不容易氧化变色了。

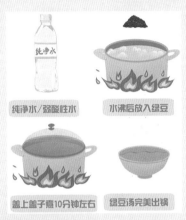

4. 吃红薯，记得蒸煮久点搭配吃

尽量不吃生红薯，不可食用烂红薯（带有黑斑的红薯）；煮红薯时，适当地延长蒸煮的时间；红薯和米面搭配着吃，可以起到蛋白质的互补作用，配以咸菜或喝点菜汤即可避免胃灼热、吐酸水、腹胀排气等现象。

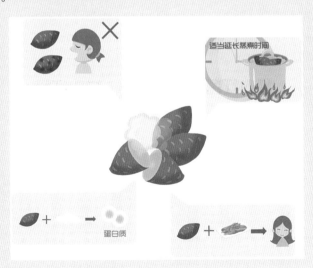

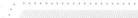

5. 贮存马铃薯，记住一句话

马铃薯应贮存在低温、通风、无阳光直射的地方，防止变绿。

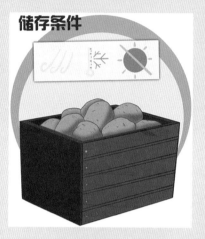

6. 红心、白心、黄心、紫心红薯，营养丰富但各有侧重

红心红薯薯营养物质丰富，具有相当数量的可恢复性淀粉和膳食纤维，白心红薯以淀粉为主，所含的矿物质含量略高于红心红薯。黄心红薯和红心红薯含水量高、含糖量相对较高，富含不同种类的类胡萝卜素。黄心红薯胡萝卜素含量比红心红薯高一些，其他的营养成分差不多。紫心红薯富含硒元素、铁元素，含有丰富的花色苷。红心红薯、黄心红薯营养物质最高，白心红薯主要用于加工，紫心红薯具有抗氧化的作用。

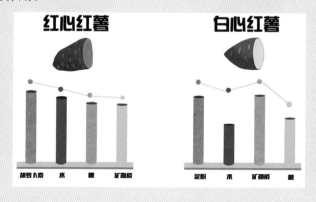

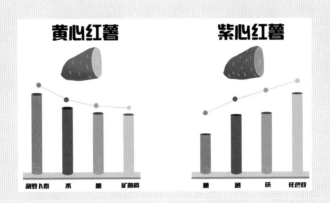

极简辨别卡

1. 红豆、赤小豆很相似，口感、用法都不同

煮饭用红豆，入药选赤小豆。红豆、赤小豆由于外观相似，经常被误认为同一种东西。其实，它们的口感、用法都不同。从外观看，红豆体积较大，多为圆柱形，呈暗棕红色；赤小豆多为椭圆形，较细长，平滑有光泽。红豆一般多用于日常食用，如做饭熬粥等，有补血养血的功效；赤小豆功效强些，非常适合入药。

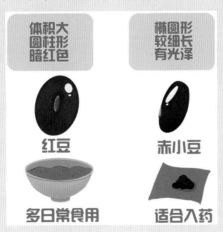

2. 花生有小籽和大籽，小籽味更浓

小籽花生纤维素含量偏低，物质紧密度低，因此食味上表现质地细松、酥嫩，炒制后气味浓厚浓香。

大籽花生纤维素含量较高，物质紧密度高，因此食味上表现质地粗糙、紧实，食味偏淡，香味较轻。

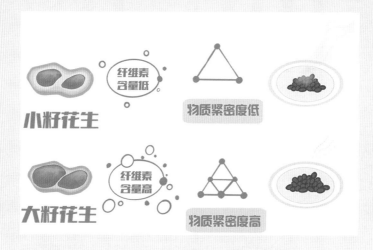

极简表格

常见杂粮的特点

杂粮	特　　点
糯米	糯米，又称为江米，含有蛋白质、脂肪、糖类、钙、磷、铁、维生素 B_2、多量淀粉等营养成分。因其香糯黏滑，常被用以制成风味小吃，所以深受老百姓的喜爱
薏米	薏米的营养价值很高，被誉为"世界禾本植物之王"。薏米含有薏苡仁油、薏苡仁脂、固醇、氨基酸、精氨酸等多种氨基酸成分以及维生素 B_1、碳水化合物等营养成分
黑米	黑米有显著的药用价值。黑米营养丰富，含有蛋白质、脂肪、B 族维生素、钙、磷、铁、锌等物质，营养价值高于普通稻米

（续）

杂粮	特　点
小米	小米，又称粱米、粟米、粟谷，富含蛋白质、脂肪、糖类、维生素 B_2、烟酸、钙、磷、铁等营养成分。小米中含有的胡萝卜素和 B 族维生素有利于加强消化功能，营养成分非常容易被人体消化吸收
糜子	糜子属禾本科黍属，又称黍、稷和穄。糜子籽粒脱壳后称为黄米，俗称黄小米，其中糯性黄米又称为软黄米或大黄米。糜子谷粒可供食用或酿酒，秆叶可作为牲畜饲料
鹰嘴豆	鹰嘴豆因籽粒外形酷似鹰头，前端具喙而得名，又名桃豆、鸡豆、鸡头豆、鸡豌豆等
饭豆	饭豆别名精米豆、蔓豆、爬山豆、芒豆、竹豆、米豆等，是一种蔬菜、粮食、饲草、绿肥兼用的豆科作物。饭豆的籽粒含蛋白质 18.3%～22.6%，脂肪 0.6%～1.2%，还含有钙、磷、铁、烟酸、核黄素等，其中钙和铁的含量较丰富。饭豆可与其他粮食混合煮饭或磨面做主食，也可制作豆沙
稗子	稗子别名龙爪粟、鸭爪稗、龙爪稷、鸡爪粟、云南稗、雁爪稗、鸭距粟、野粟。中国南北各地都有种植，以西南较多。籽实主要供食用或酿酒、制粉，秆叶可作饲料
黄豆	黄豆含有丰富的蛋白质、脂肪，还含有卵磷脂及多种维生素。与其他食品比较，仅蛋白质含量一项黄豆比瘦肉多 1 倍，比鸡蛋多 2 倍，比牛奶多 1 倍
薯类	薯类有马铃薯、红薯、芋头、山药等。薯类中碳水化合物含量 25% 左右，维生素 C 含量较谷类高，蛋白质、脂肪含量较低

温馨提醒：

　　学然后知不足。记得用实际行动去升级你的生活方式哦！把你学以致用的经验记录下来吧。

1. _____

2. _____

3. _____

油

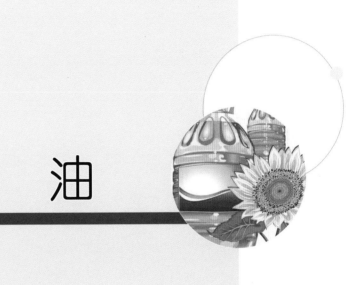

愿你吃好

第三站　为什么"油"不得你随意？
——走进食用油科普基地

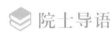 院士导语

油脂均衡"油"健康

中国是 14 亿人口大国，食用油是人们日常生活必需的消费品。2019年，中国食用油消费量达到 3 000 万吨，而其中 70% 以上依赖进口，自给率不到 30%。作为一个人口大国，这种严重依赖进口的情况直接威胁到国家的粮食安全。相对大豆油与棕榈油而言，国内菜籽油的供给对国际市场的依赖程度相对较小。长江中下游有种植油菜的传统，是油菜主产区，大力发展油菜种植生产，是应对食用油供给挑战的重要举措。提高菜籽油自给，能很大程度上缓解食用植物油原料供给紧张的问题，可将居民消费的"油瓶子"攥在自己的手上。

油菜是重要的油料作物之一。由于国际市场的竞争和人们生活水平的提高，对油菜品质改良，特别是脂肪酸的品质改良，提出了更高的要求。油酸作为一种重要的不饱和脂肪酸，已经很早被证实，它不仅可以确保人体的健康，同时在工业上也有重要的作用。如何提高油菜油酸的含量已经变成一个很重要的问题。

油酸是菜籽脂肪酸的重要组成部分，可降低人体血液中低密度脂蛋白含量，从而能降低人体内的胆固醇含量。高油酸菜油还具有较好的热稳定性，不易氧化，货架期较长，是营养健康的优质食用植物油。

我国高油酸油菜研究起步虽然较晚，但育种进展快。我们团队从 20 世纪 80 年代初在国内首先提出并开展油菜高油酸育种的研究，已率先选育出油酸含量超过 83% 的新品种高油酸 1 号等高油酸品种，这些高油酸品种具

有油酸含量高、产量也高的特点，这优于国际同行，并已经在我国油菜主产区推广种植，深受农民和加工企业青睐，实现了农民增收、企业增效，是继双低油菜品质改良后的又一次革命性品质提升。

只有通过开发高油酸菜籽油，改变菜籽油供给结构，才能实现油菜产业提档升级。油酸被营养学界称为"安全脂肪酸"，是评价食用油好坏的标准。高油酸菜籽油可与橄榄油、茶籽油相媲美且廉价。我国高油酸油菜产业发展前景非常被看好，发展高油酸油菜对提高食用植物油脂品质、增加油料产业附加值、实现高质量发展具有极其重要的意义。

均衡油脂，健康基石。愿你吃到好油。

中国工程院院士：官春云

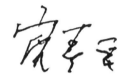

>> 科普基地简介 <<

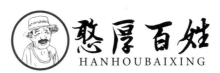

基地名称: 憨厚百姓合作社"湘约自然"食用油科普基地
基地授牌: 农业科普基地、关心下一代工作活动基地、青少年科普基地
开放形式: 接受团队预约
收费标准: 免费
二维码: "愿你吃好"视频号二维码

交　通: 搭乘"愿你吃好"游学团专车

"田园空阔无桃李,一段春光属菜花",描述的正是中国第一大国产食用植物油原料——油菜,它本来只是经济作物中的主角,却也占据了颜值舞台的C位。这位花界的草根,花开得简简单单,植株大大方方,在凛冽的寒风中酝酿花蕾,当春风来敲门时,仿佛一夜之间让大地染成金黄,尽情宣泄着春天的气息。

🧑‍🌾 **蔬东坡**　大家现在来到的是憨厚百姓合作社"湘约自然"食用油科普基地,该基地依托一家集植物油脂、动物油脂、生物科技、餐饮旅游、生态农业等经营于一体的综合性集团企业,该企业是政府认证的"中国好粮油食用植物油标准起草单位",基地展示油料科学技术、普及食用油的健康科普知识。大家边参观边交流,自由提问,本博士有问必答,哈哈。

🧑‍🌾 **蔬东坡**　在正式进入游学第三站前,我先要给大家画个像,做完以下关于食用油的极简判断题,你们就知道自己是小白、凡人还是达人啦!

食用油科普知识自测试卷

答题人：_____   得分：_____

1. 自家榨的油更安全，对吗？（　　）
2. 脑力劳动者宜多吃菜籽油，对吗？（　　）
3. 菜籽油适合炒菜而不适合用于凉拌菜，对吗？（　　）
4. 高温加热后的菜籽油能重复食用，对吗？（　　）
5. 放置太久的菜籽油还能食用，对吗？（　　）
6. 菜籽油是食用植物油中的优质油品，对吗？（　　）
7. 小孩适宜多食用茶油，对吗？（　　）
8. 茶籽油被誉为"长寿油"，对吗？（　　）
9. 茶籽油可以媲美橄榄油，对吗？（　　）
10. 葵花子油含有蜡质，需精炼后才可食用，对吗？（　　）
11. 花生油不适合用于爆炒或油炸，对吗？（　　）
12. 等到锅里的油冒烟了才炒菜，对吗？（　　）
13. 只吃植物油不吃动物油，对吗？（　　）

扫一扫，对照答案，看看你能得多少分吧。

知识问答社区
食用油全视角

果香秀　食用油可以分为哪几类呢？

蔬东坡　食用油主要分为两大类，一是食用动物油脂。食用动物油脂的油料来源于食用动物。《食品安全国家标准　食用动物油脂》（GB 10146—

2015）中规定：食用动物油脂就是以经动物卫生监督机构检疫、检验合格的生猪、牛、羊、鸭的板油及肉膘、网展或附着于内脏器官的纯脂肪组织，炼制成的食用猪油、牛油、羊油、鸡油、鸭油。二是食用植物油，食用植物油的油料来源于各种植物。《食品安全国家标准　植物油》（GB 2716—2018）中规定：食用植物油是以植物油料或植物原油为原料制成的食用油脂。常见的食用植物油有大豆油、花生油、茶籽油、橄榄油、菜籽油、芝麻油、棉籽油、葵花子油、亚麻油、红花籽油、米糠油、玉米油、核桃油、葡萄籽油等。

鱼美鲜 按照烹调方式不同，食用油可以分为哪几类呢？

蔬东坡 主要分为三种。一是烹调油。烹调油又称为炒菜油、烹饪油或者煎炸油，颜色一般较淡且风味良好，常温下呈液态，流动性好，要求烟点在 200℃以上，烹调油是家庭和餐厅炒制菜肴、煎炸食物、制作油饼和油条等时常用的油。使用烹调油煎炸食物时，食物上基本不会有油脂凝固、起白霜的现象。二是色拉油。色拉油又称为凉拌油，可以直接拌入凉菜食用。通常超市中购买的蛋黄酱、鱼类、贝类罐头的添加油就是色拉油，用这种油凉拌菜会直接影响菜肴和食品的风味、口感和外观，所以对其新鲜程度、风味、色泽也都要求比较严格。色拉油不适合作煎炸油使用，但是可以作为炒菜油使用。三是调和油。调和油又称高合油，它是根据使用需要，将两种以上经精炼的油脂（香油除外）按比例调配制成的食用油。调和油一般选用精炼大豆油、菜籽油、花生油、葵花子油、棉籽油等为主要原料，还可配有精炼过的米糠油、玉米胚油、油茶籽油、红花籽油、小麦胚油等特种油脂。

油不腻 调和油可细分为哪几种呢？

蔬东坡 主要可分为五种。一是营养调和油（或称亚油酸调和油），一般以向日葵油为主，配以大豆油、玉米胚油和棉籽油，调至亚油酸含量60%左右、油酸含量约 30%、软脂含量约 10%。二是经济调和油，以菜籽油为主，配以一定比例的大豆油，其价格比较低廉。三是风味调和油，就是将菜籽油、棉籽油、米糠油与香味浓厚的花生油按一定比例调配成"轻味花生油"，或将前 3 种油与芝麻油以适当比例调和成"轻味芝麻油"。四是煎炸调和油，用棉籽油、菜籽油和棕榈油按一定比例调配，制成含芥酸低、脂肪酸组成平衡、起酥性能好、烟点高的煎炸调和油。五是高端调和油，如山茶调和油、橄榄调和油，主要以山茶油、橄榄油等高端油脂为主体。

茶茗媛 关于食用油的食品国家安全标准有哪些呢？

蔬东坡 国家卫生健康委员会和国家市场监督管理总局公布《关于发布〈食品安全国家标准 食品添加剂 聚氧丙烯甘油醚〉（GB 1886.297—2018）等 27 项食品安全国家标准的公告（2018 年第 5 号）》，其中包括《食品国家安全标准 食用油》（GB 2716—2018）。这个新国标将原来的食品安全国家标准《食用植物油》《食用植物调和油》并在一起，是对《食用植物油卫生标准》《食用植物油煎炸过程中的卫生标准》的整合修订，四标合一。该项国家标准是食用油领域最重要的基础性标准。

鱼美鲜 有时候不知道自己到底吃了多少油，家庭中控制用油量有哪些方法呢？

蔬东坡 中国营养学会在"中国居民平衡膳食宝塔（2016）"中提出，成人每天摄入油脂的推荐量是 25 克，用家里的汤勺计算，大概就是 2 勺半。家庭中要控制用油量有 3 种方法：一是传统用油量减半；二是使用带有刻度的小油壶，这样在炒菜的时候就可以自己把控用油量；三是尽量在家里自己做饭，餐馆饭店做菜普遍用油量偏多。25 克烹调油看似容易掌握，在生活中控制油摄入量的难点就在于"隐形油脂"。"隐形油脂"是指看不见的油，禽肉、畜肉、坚果、点心里有，有些汤品、凉拌菜里也有，摄入时要注意甄别。比如油炸食品，一根油条大概就用油 1 勺了，两三根油条吃进去，把 1天的油量都占了。还有花生、瓜子、核桃等坚果，是大家看电视时的必备良品，但是，坚果油脂含量非常高，吃 25 克花生就等于喝了 1 勺油。如果吃猪、牛、羊等畜肉，全天摄入量控制在 100～150 克，鸡、鸭、鹅等禽肉一天的摄入量控制在 200～250 克，最好把禽肉的皮去掉，因为禽类的脂肪主要分布在皮下。鱼类的脂肪含量比较低，不超过 10%，可以多吃一点。

果香秀 多吃油肯定是不好，那么少吃油或者不吃油是不是就健康呢？

蔬东坡 其实不然。食用油摄入过量或是不足均会破坏饮食结构，脂肪是人体必需的营养素之一，油还能够提供人体必需脂肪酸。有些女性为了瘦身而完全不吃油的做法是不可取的，吃素的人也要注意加大油脂的补充量。而且如果没有油，很多菜肴的风味就要大打折扣，人在饮食中获得的满足感和幸福感也就少了。坚持每天 25 克的油摄入量，无论是从营养成分上，还是口味、色泽、味道等方面，均可以满足人们的各项需求。

茶茗媛 油脂的种类和营养的搭配有方法，到底如何搭配最合适呢？

蔬东坡 很少有哪种油脂能够解决所有油脂需要解决的问题，最好不要长期吃单一种类的油，我们在平时用油时，还是建议几种油交替搭配使用，也不妨适当搭配一些高端食用油，如橄榄油、核桃油、山茶籽油等，比如每用1 500克花生油，就要换着用 500 克核桃油。并非植物油中的不饱和脂肪酸都是对人体有好处的，有的如果过量摄入还会造成对人体的伤害。而动物油中其实也含有对心血管有益的多烯酸脂蛋白等。因此，正确的吃法是植物油和动物油搭配使用，动物油与植物油的比例应为 1∶20，这样营养更加全面。对食用油的质量也应该十分重视。

油不腻 锅里的油冒烟了才炒菜，这种做法科学吗？

蔬东坡 很多人都习惯等到锅里的油冒烟了才炒菜，这种做法是很不科学的。无论是哪种油脂，高温长时间加热都会破坏其营养成分，产生有害物质。还有很多人以为，植物油加热至冒烟或反复加热才会产生毒素。其实，不同的植物油产生毒素的温度差别很大，有的是 90℃，有的则要达到 240℃才产生毒素。植物油加热过程中开始产生毒素的温度值被称为致毒点，是判断植物油是否能安全食用的分界点。

鱼美鲜 烹饪时如何判断油的温度呢？怎样才是合理的烹调方式呢？

蔬东坡 烹饪时一定要学会判断油的温度：开火加热植物油，手悬于油面上方 10 厘米左右处，油温一二成热（30～60℃）时，手只有微温的感觉，将一根肉丝放入油中后无明显变化；油温三四成热（90～120℃）时，手感觉热但不烫，肉丝入油 3 秒后变白，大量气泡会冒出，并伴有少量爆破声；油温五成热（150～180℃）时，手有烫的感觉，肉丝入油后 1 秒钟变白并伴有大量气泡和爆破声；油温七八成热（210～240℃）时，油面有青烟冒出，肉丝放入油中立即定型并变色，大量气泡冒出并很快消失，伴有大量爆破声。在煎炸食物时，尤其应当注意油温，尽量不要超过 180℃，应该尽量选用耐热性好的植物油或者动物油，煎炸过一遍的油可以用来炒菜，但反复煎炸过的油最好不要食用了。

米小颜 据说，不同人群摄入食用油有不同的讲究，儿童摄入食用油时应注意些什么呢？

蔬东坡 儿童每天摄入食用油的量最好控制在 10～15 克，1 岁之前的幼儿最好少吃油，在品种的选择上应注意选择那些比较容易被消化吸收、含有丰富维生素等营养成分的油脂。

适合儿童吃的食用油主要有以下几种：一是大豆油。大豆油中富含卵磷脂和不饱和脂肪酸，易于被消化吸收，对增强脑细胞功能、促进大脑发育、增强儿童的记忆力很有帮助，可以作为基础油制作儿童餐。二是芝麻香油。芝麻香油富含维生素 E，其单不饱和脂肪酸和多不饱和脂肪酸的比例是 1：1.2，香味浓郁，能够有效提高儿童食欲，可以在制作拌菜时作为调味油使用。三是核桃油。核桃油中富含的磷脂对促进幼儿智力发展、维持神经系统正常机能的运转大有好处，其所含有的维生素、不饱和脂肪酸及多种微量元素极易被消化吸收，可以在日常饮食中搭配其他油脂制作婴幼儿辅食或儿童餐。四是茶籽油。茶籽油富含不饱和脂肪酸和维生素 E 等营养物质，且其脂肪酸比例比较接近人乳，对生长期的儿童很有益处，可以添加到婴幼儿辅食或儿童餐中。

鱼美鲜 孕产妇摄入食用油时应注意些什么呢？

蔬东坡 对于孕产妇来说，油脂不仅仅是增进食欲所必需的，而且还是营养成分的来源。各种脂溶性维生素都需要油脂来帮助吸收，而胎儿所需要的必需脂肪酸也有一大部分来源于油脂。孕产妇每天应该摄入油脂 15～25 克，并且应丰富食用油种类以均衡营养。

以下几种食用油都可以加到孕产妇的食谱中：一是大豆油。大豆油中富含人体必需脂肪酸（如亚油酸）和卵磷脂，易于消化吸收，有很好的健脑和益智的作用，对胎儿发育有较好的促进作用，可以作为孕产妇日常饮食中的基础常用油。二是亚麻籽油。亚麻籽油富含 ω-3 不饱和脂肪酸，即 α-亚麻酸，它可以在人体中转化为二十二碳六烯酸（DHA），对胎儿的大脑神经系统发育有较好的作用，孕妇食用亚麻籽油时最好将其与其他食用油调和，以均衡营养。三是橄榄油。橄榄油具有非常高的营养价值，橄榄油中含有丰富的不饱和脂肪酸、矿物质、维生素等多种营养成分，不仅能改善孕妇的消化功能，还能增强钙在骨骼中的沉淀，促进胎儿的生长发育，既可以作为孕产妇饮食中的烹调用油，也可以作为蘸料与日常食物搭配食用。四是核桃油，核桃油中含有角鲨烯等物质，能促进胎儿的智力发育，增强孕产妇的免疫力，可以作为孕产妇饮食中的高级油脂与其他基础油脂搭配烹制食品。五是茶籽油。茶籽油中单不饱和脂肪酸的含量高达80％，富含维生素 E，可以作为孕产妇食谱中的烹调油，也可以作为高级油脂与其他食用油调和使用。

茶茗媛 老年人及"三高"人群摄入食用油时应注意些什么呢？

蔬东坡 很多老年人都是"三高"人群，医生告诫他们要少吃或不吃油腻的食品，所以他们都不敢随便吃油重的食物，其实只要选对了合适的油，吃对了正确的量，不仅不会使"三高"更严重，而且还会帮助缓解"三高"症状。对于老年人，尤其是患有"三高"的老年人来说，控制食用油的摄入总量比控制种类更重要，建议每人每日食用油的摄入量控制在 15～25 克，同时适当增加体力活动。控制总量的同时，还要兼顾各类脂肪酸的摄入量，避免或者限制食用肥肉、全脂食品、棕榈油及油炸食品。对于老年人来说，植物油比动物油好，动物油比炸过食品的油好。

茶茗媛 适合老年人食用的植物油有哪些呢？

蔬东坡 主要有三种。一是橄榄油。对于中老年人，尤其是患有"三高"、心脑血管疾病的中老年人群来说，橄榄油可以作为日常食用油。二是葵花子油。葵花子油中 90％是不饱和脂肪酸，其中亚油酸占 66％左右，还含有维生素 E、植物固醇、磷脂、胡萝卜素等营养成分，是以亚油酸高含量著称的健康食用油。三是玉米胚芽油。玉米油本身不含有胆固醇，它对于血液中积累的胆固醇具有溶解作用，故能减少对血管产生的硬化影响，同时，由于其富含天然复合维生素 E，可以作为中老年人日常膳食中的炒菜用油。

果香秀 颜色越浅的油越好吗？选购食用油时需要把握哪些标准呢？

蔬东坡 首先，油料不同，油的颜色不同。以花生油为例，某些高品质的花生油的颜色看上去要比其他一些种类的食用植物油略深，很大一部分原因在于在原料上，这些高品质的花生油选取了红衣花生（如山东的红衣大花生）作为纯粹的榨油原料。其次，油料相同，加工工艺不同，颜色也不同。超市里常见的食用油，在其加工过程中，要经过几道程序，如脱蜡、脱色、脱胶等。颜色很浅的食用油其实是在加工过程中采用了精炼的方式，但精炼的一大缺点就是在脱掉杂质的同时也将油料中的营养元素脱掉了。有的油采用的是物理压榨法，由第一道初榨而成，没有经过精炼，因此油的颜色看上去略深。

不同种类的油因原料不同，不能单纯用颜色来辨别油质的好坏。但如果是同种油料榨出的油，并且用同一种方法进行加工，那么"同一种油，颜色越浅，品质越好"，基本上就是正确的。

消费者在选购食用油的时候，要区分颜色和透明度这两个标准。颜色深浅度不能作为判断食用油品质的确定标准，而透明度则比较容易掌握，一般高品质的食用油透明度好、无浑浊。

鱼美鲜 油脂主要有什么作用呢？长期缺乏油脂对人体健康有哪些危害呢？

蔬东坡 油脂为人体提供能量，人类日常活动的能量约 30% 来自油脂。如果人体长期缺乏油脂会导致体力不足、体重下降乃至丧失工作能力或劳动能力。此外，油脂能促进脂溶性微量营养素的吸收。

米小颜 什么是脂溶性微量营养素呢？

蔬东坡 维生素 A、维生素 D、维生素 E、维生素 K 及胡萝卜素不溶于水，只能溶于脂肪中，所以被称为脂溶性维生素。

果香秀 脂肪是什么？对人体健康有哪些影响呢？

蔬东坡 脂肪由脂肪酸组成，脂肪酸分为饱和脂肪酸、不饱和脂肪酸。不饱和脂肪酸对健康有利，单不饱和脂肪酸有维持代谢物平衡、调节血糖和血脂等作用；多不饱和脂肪酸参与磷脂的构成，是人体的必需脂肪酸。所谓必需脂肪酸，是指人类不能合成但又不能或缺的脂肪酸，必须通过食物摄入获取，如果膳食中长期缺乏必需脂肪酸，将对人体健康带来很大危害。而饱和脂肪酸在人体内转化为胆固醇、甘油三酯，摄入得多，转化得就多，对健康不利。

油不腻　我们吃的食物哪些含脂肪多呢？

蔬东坡　我们吃的食物大都含有脂肪，动物食品含的脂肪多一些，比如猪瘦肉含 28％的脂肪。植物食品含的脂肪少一些，比如面粉含 2％的脂肪。蔬菜、水果也含脂肪，不过很少，比如番茄含 0.2％的脂肪。

鱼美鲜　那在使用食用油方面，有哪些误区呢？

蔬东坡　第一，高温炒菜。很多人炒菜时喜欢用高温爆炒，习惯于等到锅里的油冒烟了才炒菜，这种做法是不科学的，高温油不但会破坏食物的营养成分，还会产生一些过氧化物和致癌物质，建议先把锅烧热，再倒油，这时就可以炒菜了，不用等到油冒烟。第二，不吃植物性食用油或者不吃动物油。如果没有油，就会造成体内维生素、必需脂肪酸的缺乏，影响人体的健康。一味强调只吃植物油不吃动物油也是不行的，一定剂量的动物油（含饱和脂肪酸）对人体是有益的。第三，长期只吃单一品种的油。最好还是几种油交替搭配食用，或一段时间用一种油，下一段时间换另一种油，因为很少有一种油可以解决人体所需的所有油脂需要解决的问题。

油不腻　油脂不会滋生细菌，因此食用植物油可以用旧瓶装新油，对吗？保存食用油有哪些需要注意的呢？

蔬东坡　很多人以为，食用植物油和牛奶、蔬菜不一样，是一种耐储存的食品。事实却并非如此。油脂虽不会滋生细菌，却非常害怕氧化。高温、强光、氧气等都会促进油脂氧化。因此，不要把烹调油放在窗台上、灶台上，最好放在避光的橱柜里，倒出油之后马上拧紧盖子以减少氧气进入。不要用旧油瓶装新油，因为油脂的氧化会"传染"。开盖后，一桶油尽量在三个月内吃完。

茶茗媛　日常选择食用油时要注意什么呢？

蔬东坡　食用油应以补充不饱和脂肪酸为主。在日常选择食用油时，要把握两个标准：一是饱和脂肪酸含量越低越好；二是不饱和脂肪酸含量要高，且组成要合理。其中，油酸含量要最高，亚油酸含量次高，还要有一定量的亚麻酸。

果香秀 什么是不饱和脂肪酸、亚油酸、亚麻酸呢？食用油的亚油酸、亚麻酸越多越好吗？

蔬东坡 不饱和脂肪酸包括亚油酸、亚麻酸，二者不仅可以降低血液中的低密度胆固醇，也可以提高血液中的高密度胆固醇，而高密度胆固醇被誉为好胆固醇，因此不饱和脂肪酸含量越高越好。亚油酸可促进炎症反应，亚麻酸可降低炎症反应，因此，食用油的亚油酸、亚麻酸的比例要在一个合适的范围内。目前被明确定义的人体必需脂肪酸有两类，一类是以 α-亚麻酸为母体的 ω-3 系列不饱和脂肪酸；另一类是以亚油酸为母体的 ω-6 系列不饱和脂肪酸。世界卫生组织规定，亚油酸与亚麻酸比例在 2：1～6：1 为正常范围。

茶茗媛 在日常生活中，动物油与植物油搭配食用有什么简易办法呢？有哪些常见的油脂搭配比例呢？

蔬东坡 世界上没有完美的油脂。猪油与常用的植物油按 1：1 搭配后，其饱和脂肪酸、单不饱和脂肪酸、多不饱和脂肪酸的比例均趋近 1：1：1，特别是猪油与豆油（0.81：0.97：1）以及猪油与玉米油（0.82：1.1：1）搭配，非常接近完美比例。

食用植物油科普专区

茶茗媛 成年人每天吃多少植物油才健康呢？

蔬东坡 《中国居民膳食指南》，建议成年人每天吃植物油 25 克。

果香秀 在选购食用油时，很多人相信"自家榨油，无添加，更安全"，自家榨的植物油真的更安全吗？

蔬东坡 事实上，自己榨油会存在一些问题。首先，杂质脱不掉，油比较浑浊，影响油的风味、口感和安全，并且这样的油放的时间越长，越容易氧化，食用也就越不安全。其次，不管是花生、大豆还是菜籽，都有被强致癌物黄曲霉毒素侵染的可能。而在油的精炼过程中，大多数黄曲霉毒素会被去掉，精炼油并不容易出现黄曲霉毒素超标，自己榨油不进行精炼，超标的可能性很大。

菜 籽 油

认　　知

油不腻　菜籽油是食用植物油中的优质油品吗？

蔬东坡　菜籽油，俗称菜油，又叫油菜籽油、香菜油，是用油菜籽榨出来的一种食用油。菜籽油含有丰富的亚油酸和亚麻酸。当前我国推广的双低优质油菜，其菜籽油本身所含亚油酸和亚麻酸的比例约为 2.2∶1，是现今食用植物油中的优质油品。之前，我讲过不饱和脂肪酸的合理比例，菜籽油的不饱和脂肪酸组成合理，适合人体需要。

果香秀　菜籽油的营养成分有哪些特点呢？

蔬东坡　菜籽油含 5％～7％ 的饱和脂肪酸，是此类脂肪酸中含量最低的植物油；含 93％ 以上的不饱和脂肪酸，其中亚麻酸（ω-3）含量 10％ 左右，亚油酸（ω-6）含量 25％ 左右，油酸含量 65％ 左右，是有益成分丰富、营养均衡的植物油。

鱼美鲜　听说加工工艺是影响食用植物油品质的重要因素，菜籽油的加工工艺有哪些呢？

蔬东坡　菜籽油的品质是由营养、风味、颜色等多方面构成，加工工艺是影响品质的重要因素。目前菜籽油加工工艺主要分为压榨法和浸出法两大类。压榨法是用物理压榨的方式，从油菜籽中榨油的方法。浸出法是用物理化学原理，利用溶剂抽提出油脂的一种方法。

辨　　别

茶茗媛　如何从加工方式辨别菜籽油的优劣呢？到底选购哪种加工工艺生产的菜籽油好呢？

蔬东坡 从营养角度分析，压榨法和浸出法两种加工方法具有明显的差异，压榨油不破坏亚油酸等不饱和脂肪酸，不仅保留了油菜籽中原有的营养成分（如维生素、矿物质、微量元素等），也保留了植物原有天然香味。浸出法由于要经过高温、化学的加工过程，对亚油酸等不饱和脂肪酸有一定的破坏作用，营养成分（如维生素、矿物质、微量元素等）也会遭到破坏、流失，浸出油的主要成分是各种脂肪酸，无色无味，也闻不到植物原有的香味。此外，压榨油基本无化学残留，低温、物理加工过程不产生致癌物苯并芘，不会破坏菜籽油中天然的抗氧化物质；浸出油的高温加工过程会破坏原有的抗氧化物质，且容易产生致癌物苯并芘，破坏菜籽油原有的营养成分。

选　购

鱼美鲜 菜籽油应该如何选购呢？

蔬东坡 菜籽油的选购可以参考以下四种方法：一是观颜色，正常的菜籽油油体透亮，色浓，呈浅黄色、黄绿色或棕色。二是闻气味，菜籽油带有果香味。三是尝味道，菜籽油口感爽滑，有淡淡的苦味及辛辣味，喉咙的后部有明显的感觉。四是看标签，注意菜籽油的生产日期、保质期等标签信息。

果香秀 如何通过看颜色挑选优质菜籽油呢？

蔬东坡 纯正的菜籽油呈深黄色或棕色，且清亮透明，而加工粗糙的菜籽油呈棕红色、棕褐色或褐色，且杂质比较多。

油不腻 如何通过闻气味挑选优质菜籽油呢？

蔬东坡 加工工艺优良的菜籽油有菜籽的天然香味，而劣质菜籽油气味很淡，甚至会有霉味、焦味、干草味等异味。

茶茗媛 如何通过看泡沫挑选优质菜籽油呢？

蔬东坡 纯正的菜籽油用来煎炸时不仅油烟少，而且不会产生泡沫，如果菜籽油烹饪时出现大量泡沫，那么这种菜籽油极可能是过滤不好含有杂质或掺杂了其他低成本油脂。

果香秀 如何通过味道挑选优质菜籽油呢?

蔬东坡 传统菜籽油有一定的刺激气味,民间称为"青气味"。这种气味是由菜籽油中含有的一定量的芥子苷所致的。现在大面积种植的都是"双低优质"油菜,油菜籽中芥子苷的含量极低。将少许菜籽油放在舌头上,如果除了一点辛辣味道之外没有异味,说明是纯菜籽油。如果滋味平淡,甚至有酸味、焦味、苦味,属于劣质菜籽油。

鱼美鲜 如何通过冷藏鉴别优质菜籽油呢?

蔬东坡 菜籽油的结冰点为 $-12℃$,而冷冻间的温度为 $-8\sim-4℃$,这个温度还远远达不到菜籽油的结冰点,所以菜籽油还应该是液体状态,如果菜籽油冷藏后出现了凝固,那么肯定是掺杂了其他油脂。

油不腻 如何通过观察杂质和沉淀物挑选优质菜籽油呢?

蔬东坡 优质菜籽油无沉淀物或有微量沉淀物,杂质含量不超过 0.2%,加热至 280℃ 油色不变,且无沉淀物析出。劣质菜籽油有大量沉淀物及悬浮物,其杂质含量超过 0.2%,加热至 280℃ 油色变深且有沉淀物析出。

保　　存

茶茗媛 菜籽油应该如何储存呢?

蔬东坡 菜籽油在储存时要避免强光照射和高温,使用后要注意盖好瓶盖。另外,菜籽油勿放入一般的金属器皿中保存。

果香秀 放置很久的菜籽油还能食用吗?

蔬东坡 菜籽油一般要避光、低温保存,在光照条件下,可激活油中的氧和光敏物质,加速氧化酸败。一般情况下,超过了保质期或放置一年以上的菜籽油就不要再食用了,以免引起不良的症状。

食　　用

油不腻 菜籽油有一股特别的气味,是否只适合炒菜,而不适合用于凉拌菜呢？

蔬东坡 生的菜籽油中有一股特别的气味，如果是用于凉拌菜的话，部分人不适应口感，如果是用于凉拌菜，最好是将菜籽油先加热，再放凉，然后淋在凉菜上，口味会更好。

果香秀 小时候经常看到父母油炸好吃的东西，炸了东西后的油又用来炒菜，这样科学吗？高温加热后的菜籽油能重复使用吗？

蔬东坡 菜籽油经过高温加热后，其营养结构已发生变化了，营养价值会大打折扣，尤其反复使用高温加热后的菜籽油还会损害人体的健康，因此不能重复使用。

茶 籽 油

认　　　知

茶茗媛 什么是茶籽油？

蔬东坡 茶籽油，又名山茶油、山茶籽油，是从油茶成熟种子中提取的纯天然高级食用植物油，其色泽金黄或浅黄，品质纯净，澄清透明，气味清香，味道纯正。茶籽油是一种对人体健康有益的营养油，适宜长期食用。在茶籽油主产区，茶籽油被誉为"益寿油"或"长寿油"。

果香秀 茶籽油真的可以媲美橄榄油吗？

蔬东坡 茶籽油的脂肪酸含量、比例与橄榄油极为相似，其油酸含量可达 80% 以上，甚至含有橄榄油所没有的特定生理活性物质——茶多酚和山茶苷等。而且茶籽油富含维生素 E。因此是一种可以与橄榄油媲美的高级食用植物油。

选　　　购

油不腻 茶籽油价格有高有低，质量也存在很大差别，那么，如何简便地选购茶籽油呢？

蔬东坡 从以下两个方面进行选择：应选择具有正规加工资质的企业生

产出来的精炼茶籽油,符合国家标准的各种质量指标;在条件允许的情况下,选择更高等级的茶籽油,如初榨茶籽油、冷提茶籽油等。

食　用

果香秀　茶籽油适用哪种烹饪方法呢?可以生食吗?食用茶籽油时应该注意什么呢?

蔬东坡　由于茶籽油中主要含有的是单不饱和脂肪酸,因此茶籽油具有良好的氧化稳定性和热稳定性,保质期长,烟点高且耐高温,可用于凉拌、热炒、煎炸、烘烤及制作汤菜,但由于茶籽油中含茶皂素,个体接受程度不同,故生食茶籽油需要根据个人实际食用后的反应调整或停用,不可盲目食用。茶籽油本身的稳定性较好,可以用来煎炒烹饪,但应尽量避免长期煎炸使用,使用过程中尽量采用小号棕色玻璃瓶存储以延缓氧化变质。尽管茶籽油具有较多的营养保健功能,但也应控制每日食用量,宜多品种油交替食用而非单一品种油长期食用,以保持脂肪酸及营养成分摄入的多样化。

米小颜　小孩适宜食用茶籽油吗?

蔬东坡　婴幼儿处于智力和身体快速发育时期,迫切需要大量的营养物质,油脂是其中重要的营养之一。由于婴幼儿器官(尤其是消化系统)不成熟,如果给他们吃难消化的油脂,就会损害其肝胆器官,产生消化不良等严重问题,所以提供易消化、高营养的油脂十分必要。用油腻感重的油脂烹调的菜肴易使婴幼儿本能产生排斥反应,造成厌食;使用茶籽油烹调的菜肴,口味清香、不油腻,能大大增加婴幼儿的食欲,且易被消化吸收。

橄　榄　油

鱼美鲜　有哪几类橄榄油呢?

蔬东坡　橄榄油在地中海沿岸国家有几千年的食用历史,其色泽金黄色中略带有绿色,味道有橄榄果的香味、苦味、辣味,烟点为 $240\sim270℃$,远高于其他常用食用油,因而能反复使用不变质,适合烧、烤、熬、煮各类菜肴和煎炸食品。《橄榄油、油橄榄果渣油》(GB/T 23347—2021)规定,以油橄榄的鲜果为原料制取的油品称为橄榄油（olive oil），橄榄油分为初榨橄榄油（virgin olive oil）、精炼橄榄油（refined olive oil）和混合橄榄油（blended olive oil）三大类。初榨橄榄油是采用机械压榨等物理方式从油橄榄鲜果中制取的无任何添加剂的油品。精炼橄榄油是初榨橄榄油经精炼制取，精炼过程中初榨橄榄油的甘油酯结构不发生改变，且只允许添加 α-生育酚符合食用指标规定的油品。混合橄榄油是由精炼橄榄油和可直接食用的初榨橄榄油经混合制成的油品。

茶茗媛 橄榄油有哪些营养价值呢？

蔬东坡 橄榄油富含丰富的单不饱和脂肪酸，即油酸及亚油酸、亚麻酸，还有维生素 A、维生素 B、维生素 D、维生素 E、维生素 K 及抗氧化物质等。橄榄油中不含胆固醇，因而人体消化吸收率较高。

油不腻 应该怎样储存橄榄油呢？

蔬东坡 橄榄油应放置在阴凉避光处保存（最佳保存温度为 5～15℃），但最好不要冷藏，冷藏后的橄榄油容易变质。橄榄油的保质期通常有 24 个月，但最佳品尝时间是 1 年内。冷榨橄榄油的最初两个月是橄榄油风味最佳的时候。每次使用橄榄油后一定要盖好瓶盖，以免氧化。不要把橄榄油放入一般的金属器皿中保存，否则随着时间的推移，橄榄油会与金属发生反应，影响油质。

鱼美鲜 应该如何选购橄榄油呢？

蔬东坡 橄榄油产品众多，有的商家说，买橄榄油要看酸度，酸度越小越好。其实不然。选购橄榄油时可以考虑以下三点：一看产地，目前国内销售的橄榄油大部分依赖进口，世界橄榄油主产国集中在地中海沿岸，如西班牙、意大利、希腊、南非、澳大利亚、智利、阿根廷等。二看级别，特级初榨橄榄油是最高级别的橄榄油，中级初榨橄榄油次之。三看加工工艺，采用机械压榨等物理方式制取的橄榄油质量比化学工艺精炼的橄榄油好。

油不腻 橄榄油在生活中有哪些具体应用？有哪些注意事项呢？

蔬东坡　主要有八个方面。一是特级初榨橄榄油可以用来直接涂抹面包或与其他食品蘸食。二是橄榄油适合调拌各类素菜和面食，用其制作的沙拉或其他食物色泽鲜亮、口感滑爽、气味清香。三是橄榄油是做冷酱料和热酱料最好的油脂成分，可以充分保护新鲜酱料的色泽，用其腌制食物或烘焙面包和甜点，可使食物口感更丰富。四是煮饭时倒入 1 匙的橄榄油，可使米饭更香，且粒粒饱满。五是橄榄油可用于护肤、护甲和养护头发，洗发前，将适量的橄榄油均匀抹在头发上，20 分钟后按照正常程序洗发即可，或者洗头时，在温水中加入少量橄榄油，也可滴几滴到手上直接涂抹头发，可使头发变得有光泽、柔顺。注意：菌痢患者、急性肠胃炎、腹泻者以及胃肠功能紊乱者不宜多食橄榄油。

花　生　油

茶茗媛　花生油有哪些营养成分呢？

蔬东坡　花生油来自花生的籽仁，它不仅具有消费者喜爱的香味，并富含甾醇、胆碱、维生素 E 和白藜芦醇等功能性活性物质。花生油中富含多种微量有益伴随物，主要有维生素 E、植物甾醇、角鲨烯、锌等。花生油脂肪酸组成中油酸、亚油酸含量较高。

油不腻　应该怎样贮藏花生油呢？

蔬东坡　在一般贮藏条件下，花生油会发生自动氧化酸败，尤其是在夏季室温和库罐温度超过 30℃时。如果花生油存放在露天油罐或者每天受到阳光暴晒，环境因子会促使油脂的氧化过程加速，特别是在阳光中的紫外线或金属催化剂的作用下，超过 50℃的辐射温度会使油脂酸败的过程变得尤为迅速。

因此，在家中贮藏花生油时需要注意以下两点：一要注意温度。将花生油充满容器并密闭贮藏在低于 15℃的温度下，注意遮光避阳。有的家庭习惯于把油贮藏在地下室，这也是个不错的选择。二是对长期贮藏的花生油，可添加 0.2% 的柠檬酸或抗坏血酸，以破坏金属离子的催化作用，延长贮藏期，许多进出口的油中都添加这类物质，有的还添加抗氧化剂。

果香秀 应该怎样选购花生油呢？

蔬东坡 选购花生油时，可以参考以下四个方法：一是观色。一般说来，花生油有生榨和熟榨之分，生榨的花生油颜色一般呈浅橙黄色；熟榨花生油则呈深橙黄色，两种都较为清新而透明。纯正的花生油一般在 3℃ 以下时凝结而不流动，如果掺有猪油或棕榈油，在气温 10℃ 时就开始凝结而且不流动。二是闻味。滴几滴油在手掌上，用手指摩擦感觉微热后，用口吹一阵热气，若为纯花生油则有浓郁的花生特有的香味而无异味。三是观油瓶。拿到瓶装的花生油，先看是否有沉淀物或悬浮物，然后用力地摇一摇，观察其泡沫是否黏度大、是否洁白，若黏度大、泡沫多、色洁白，而且气泡慢慢消失，则为优质花生油。四是看生产日期及保质期。花生油的保质期一般为 12～18 个月。

油不腻 如何识别掺假的花生油呢？

蔬东坡 纯净的花生油澄清透明，油花泡沫多，泡色洁白，有时大泡沫周围附有许多小泡沫，而且不易消失，嗅之有花生油固有的香味。在此特别介绍几种简单的感官识别花生油掺假的方法：

一是掺棉籽油的花生油。取油样 100 克左右倒于磨口瓶中，加盖后剧烈振荡，如果是纯花生油，会出现大量的白色泡沫，而且油花大，不易消失；如果泡沫少，油花小，经二次轻微振荡，泡沫消失明显，则有可能是掺入了棉籽油。此时，从瓶中取出 1～2 滴放在手掌中快速摩擦后闻其气味，如果带有碱味和棉籽油味，即证明掺有棉籽油。

二是掺豆油或菜籽油的花生油。取油样少许，放入碗中，摇晃油花出现微黄并挂黄现象（碗壁上有黄色）时，再取油样 1～2 滴放在手掌心中快速摩擦，闻其气味。如果有轻微鱼腥味（豆腥味），证明掺有豆油；如果有辛辣味（芥子味），证明掺有菜籽油。

三是掺入熟地瓜、地瓜面及滑石粉等无机物质的花生油。取油样 3～5 滴放在手掌中，用右手指研磨，如果有颗粒状物质或在阳光直射下，发现有不溶解固体和胶状痕迹，可初步判断掺有非食用油类物质。另外，可取油样 250 克左右，在铁勺内加热至 150～160℃，稍静置沉淀后取清油。将沉淀物倒在已燃烧至发红的铁片上冷却，如果遗留物是坚硬的粉末，即证明掺有滑石粉、白土或其他无机物质。

四是掺机油的花生油。如果掺有少量机油，花生油的气味和滋味变化不明显，可取油样3～5滴，滴于烧至暗红色的铁片上，嗅其是否有机油气味。

五是掺水花生油。可用铁勺取油样 100 克左右，加热至 100～160℃，如果出现大量泡沫，伴有水蒸气徐徐上升，同时发出"吱吱"响声，则含水量一般在 0.2％以上；如果有泡沫，但很稳定，也没有任何响声，一般水分含量少，在 0.1％左右。另外，各种植物油都有固有的气味，必须掌握其特性，如棉籽油有独特的腥味，菜籽油挂黄并有芥子油味，大豆油有明显的豆油腥味等，只有这样才能真正识别掺假的花生油。

鱼美鲜 按不同的加工工艺，花生油分为哪几类呢？

蔬东坡 按不同的加工工艺，花生油分为新型的冷榨花生油、低温压榨花生油、浸出花生油及传统的热榨花生油。冷榨花生油的压榨温度一般为60℃，低温压榨花生油的压榨温度一般为 80～90℃，高温压榨花生油的压榨温度一般高于 120℃。

果香秀 按风味不同，花生油分为哪几类呢？

蔬东坡 按不同风味要求，可将花生油分为浓香花生油和普通花生油。传统（古法）压榨花生油采用高温炒香后在老式油坊压榨，或在螺旋式压榨机中压榨，所产油为浓香花生油。

鱼美鲜 按油酸含量不同，花生油分为哪几类呢？

蔬东坡 按花生油油酸含量的不同，可将花生油分为高油酸花生油和普通花生油。

果香秀 压榨法制成的花生油有哪些优点和不足呢？

蔬东坡 压榨法是目前花生油的主要提取方法，在花生油的加工生产中发挥着重要作用。压榨法分为热榨法和冷榨法两种。热榨法的出油率较高，所得油脂香味浓郁，含水分、杂质较少，但是热榨后的原料由于经过了高温处理，原料中的生物活性物质的活性降低。冷榨法最大限度地保留了原料的生物活性，但是出油率较低，香味较淡，含水分和蛋白质多，难以保存。目前市售的花生油主要以热榨为主。

茶茗媛　水酶法制成的花生油有哪些优点和不足呢？

蔬东坡　水酶法是在机械破碎的基础上，用纤维素酶、果胶酶、蛋白酶等处理，使油脂与蛋白质进一步分离，利用油相和水相的密度差异分离油脂。水酶法的生产条件温和，所提取的油脂品质好、无溶剂残留，但是也存在易乳化、酶制剂成本高等缺点。

油不腻　听说，花生发霉变质容易产生易致癌的黄曲霉毒素，如何识别花生油黄曲霉毒素含量是否超标呢？如何科学选购花生油呢？

蔬东坡　近些年来，油脂加工企业为满足国内需求，提高生产效益和市场竞争力，对食用植物油加工技术进行革新和优化，从而优化了油料预处理各项参数，食用油品量得到了改善，但原料从储藏开始，经过加工制成成品油，油料会带入或加工产生有毒、有害物质，主要有黄曲霉毒素 B_1、3-氯-1,2-丙二醇酯、塑化剂、3,4-苯并［a］芘、反式脂肪酸等。由于花生发霉变质容易产生易致癌的黄曲霉毒素，购买花生油时，应注意选购正规企业生产的精炼食用油，以避免食用安全问题。按照《花生油》（GB/T 1534—2017）规定，我国花生油可分为花生原油、成品花生油、压榨花生油和浸出花生油 4 类。根据《食品安全国家标准　食品中真菌毒素限量》（GB 2761—2017），花生油中黄曲霉毒素 B_1 限量指标≤20 微克/千克。

果香秀　花生油有哪些特点呢？花生油不适合用于爆炒或油炸吗？

蔬东坡　花生油由 20％饱和脂肪酸和 80％的不饱和脂肪酸组成，其中不饱和脂肪酸主要是油酸、亚油酸，各占 40％左右，花生油是一种优质的烹调用油。花生油中 ω-6 脂肪酸含量相对较高，但基本不含有 ω-3 脂肪酸，因此，日常食用时需与 ω-3 脂肪酸含量丰富的食用油搭配食用，如核桃油、亚麻籽油、紫苏油等。相对于茶籽油，花生油中的亚油酸含量更高，但不适合用于爆炒、煎炸或油炸。从消费者食用的角度看，健康食用也应控制每日食用量，宜多品种油交替食用，而非单一品种油长期食用，以保持脂肪酸及营养成分摄入的多样化。

油不腻　花生的主要用途有哪些呢？

蔬东坡　花生仁含油率 50% 左右，高于油菜、大豆、向日葵，仅低于芝麻，加之单产较高，单位面积产油量高于其他油料作物。花生是世界栽培面积仅次于大豆、油菜的第三大油料作物。在世界各国，花生的主要用途是油用，占 53% 以上，直接食用占 36%，出口与留种占 10% 左右。中国生产的花生 50% 以上用于榨油，30% 食用，8% 出口，10% 留种。

大 豆 油

果香秀　什么是大豆油呢？大豆油有哪些种类和特点呢？

蔬东坡　大豆油，也可简称为豆油，取自大豆种子，是世界上产量最多的油脂，具有营养丰富、口感良好、价格低廉的特点，是常用的烹调油之一。纯大豆油是无色透明、略带黏性的液体，有特殊的豆腥味，分为冷压大豆油和热压大豆油两种。冷压大豆油的色泽较浅，生豆味淡；热压大豆油由于原料经高温处理，其出油率虽高，但色泽较深，并带有较浓的生豆气味。大豆油按加工程序的不同又可分为粗大豆油、过滤大豆油和精制大豆油。粗大豆油为黄褐色，精制大豆油大多数为淡黄色，黏性较大。在空气中久放后，油面会形成不坚固的薄膜。大豆油的热稳定性较差，加热时会产生较多的泡沫。

油不腻　大豆油有哪些营养价值呢？

蔬东坡　大豆油具有很高的营养价值，人体消化吸收率高达 98%，一般人均可食用。大豆油中含有丰富的亚油酸等不饱和脂肪酸，经常食用可促进胆固醇分解排泄，减少血液中胆固醇在血管壁的沉积。大豆油中的豆类磷脂也对身体健康很有益。但是大豆油食用过多对心脑血管还是会产生一定影响，而且容易导致肥胖。

茶茗媛　应该如何储存大豆油呢？其保质期有多久呢？

蔬东坡　大豆油应贮藏在密封的容器中，放置在避光、低温的场所。在将大豆油装桶前，必须将装具洗净擦干，装桶时，量应适中。装好后，应在桶盖下垫上橡皮圈或麻丝，将桶盖拧紧，防止雨水和空气侵入。同时在装有大豆油的桶上及时注明大豆油的名称和装桶日期等，以防过期。在严冬季节或气温低的地区要用稻草、谷壳等围垫油桶，加强保温，防止大豆油凝固。大豆油在加工过程中还会带进一些容易引起酸败的非油物质，所以大豆油最好不要长期贮藏。精制大豆油在长期储存过程中，油色会由浅逐渐变深，当大豆油颜色变深时，便不宜再长期储存。在未经特殊处理的条件下（例如未加入抗氧化剂），大豆油的保质期最长也只有 1 年。

鱼美鲜 应该如何选购大豆油呢？

蔬东坡 市场上的大豆油种类繁多，品质不一，选购大豆油的时候可以参考以下六点：一是气味。不应有焦臭、酸败或其他异味。一级大豆油应基本无气味，等级低的大豆油会有豆腥味。二是滋味。大豆油一般无不良滋味，如果滋味有异感，说明油的质量发生变化。三是色泽。质量等级越好的大豆油，颜色越浅，一级大豆油为淡黄色。等级越低，色泽越深。四是透明度。质量好的大豆油应是完全透明的，油浑浊、透明度差说明油质差或掺假。五是沉淀物。大豆油的质量越高，沉淀物越少。一级大豆油在常温下应无沉淀物，在 0℃ 下冷冻 5.5 小时应无沉淀物析出，但冬天低于 0℃ 则会有较高熔点的油脂结晶析出，这为正常现象，非质量问题。六是标签。主要看标签上的出厂日期和保质期，包装上没有这两项内容的大豆油不要购买，更不要购买散装油，因为散装油的保质期没有保障，而且油脂可能已经产生变质，对普通消费者来说，是不易观察到这种变质的。

油不腻 大豆油有哪些具体用途呢？

蔬东坡 主要有以下三方面的用途：一是相比较菜籽油而言，大豆油的气味闻起来比较淡，没有菜籽油那么浓烈，所以对于不太喜欢吃菜籽油的人来说，可以用大豆油作为日常食用油使用。二是大豆油含磷脂较多，用鱼肉或肉骨头熬汤时，加入适量大豆油可熬出浓厚的白汤，非常诱人。但大豆油有大豆味，往往会影响菜的味道，如果在大豆油加热后投入葱花或花椒，可有效地除去大豆油中的大豆味。三是大豆油可以直接用于凉拌，但最好还是加热后再食用。

玉 米 油

果香秀 什么是玉米油呢？

蔬东坡

玉米油，又称玉米胚芽油、粟米油，是从玉米的胚芽中提炼的植物油，其色泽金黄透明，清香扑鼻，特别适合快速烹炒和煎炸食品，一般人群均可食用。玉米油口味清淡，油烟少，用它做出来的菜清爽可口，不易让人产生油腻感，而且它既能保持菜品原有的色、香、味，又不损失营养价值，深受消费者喜爱。

鱼美鲜 玉米油有哪些营养价值呢？

蔬东坡

玉米油本身不含胆固醇，而其脂肪酸组成是以油酸和亚油酸为主的不饱和脂肪酸，含量达 86％，其中 56％是亚油酸，有降低人体胆固醇的作用，且人体吸收率高达 97％，对于大多数人特别是老年人来说，是一种理想的食用油。玉米油含有丰富的天然维生素 A、维生素 D、维生素 E。玉米油是母乳化奶粉中理想的油脂配料。

茶茗媛 应该如何储存玉米油呢？

蔬东坡

玉米油应储存在干净的容器内，并加盖封严。封好的玉米油要放在干燥、低温处，注意通风。可在玉米油中适量加一些维生素 E 的汁液，这样能使食用油保质期延长。每次使用玉米油后应拧紧盖子，避免与空气接触。

油不腻 应该如何选购玉米油呢？

蔬东坡

玉米油的选购可以参考以下三点：一看颜色。质量好的玉米油颜色是淡黄色，且质地透亮。好的玉米油水分含量不超过 0.2％，油的颜色透明，无杂质。二闻味道。好的玉米油闻起来有一股玉米的清香味，没有其他混杂的味道。如果闻到有酸败气味，说明质量较差或者是已经变质了。三看营养。玉米油的有效成分维生素 E、不饱和脂肪酸的含量较高，其中亚油酸含量应在 50％以上，且无胆固醇。

茶茗媛 使用玉米油时需要注意些什么呢?

蔬东坡 需要注意以下三点:一是使用玉米油时要注意不将油加热至冒烟,玉米油发烟即开始劣化。二是尽量不要重复使用玉米油,一冷一热容易使玉米油变质,使用过的玉米油不要倒入原油品中,因为用过的玉米油经过氧化后分子会聚合变大,使玉米油发生劣化变质。三是用玉米油煎炸食物时,油炸次数最好不要超过三次,同时也要注意不要将食物炸至焦黑,以防产生过氧化物。

芝 麻 油

果香秀 芝麻油有哪些营养价值呢?

蔬东坡 芝麻油的香气浓郁,这种香味在菜熟了以后依然还在,所以它能够刺激人的感官,起到增进食欲的作用,这点对老年人尤其有效,所以家中有老人的,不妨备些芝麻油。芝麻油中含有丰富的维生素 E,还含有 40% 左右的亚油酸、棕榈酸等不饱和脂肪酸,容易被人体吸收和利用。

鱼美鲜 应该怎样储存芝麻油呢?

蔬东坡 芝麻油的储存比较简单,我们将新鲜的芝麻油装入一个小口玻璃瓶内,按 500 克芝麻香油放 1 克盐的比例放入盐,盖紧瓶盖,不断摇动,待盐化后,放在暗处。三日后,将芝麻香油倒入暗色玻璃瓶内,瓶塞最好不要直接使用橡皮塞,在橡皮塞外边用塑料做个隔离,以防橡皮塞和芝麻香油串味,并置于避光处,随吃随倒即可。

油不腻 应该怎样选购芝麻油呢?

蔬东坡 在购买芝麻油时可以注意以下六点:一看色泽,纯芝麻油呈淡红色或红中带黄,如果掺入其他油,色泽就不同,掺菜籽油呈深黄色,掺棉籽油呈黑红色。二看透明度,质量好的芝麻油透明度好,无浑浊。三看有无沉淀物,质量好的芝麻油无沉淀和悬浮物,黏度小。四看有无分层现象,芝麻油对温度相当敏感,所以在温度较低时有可能分层,若在常温下有分层,

0℃下黏度无明显增加，不凝结则很可能是掺假的混杂油，若在什么温度下都无分层，说明芝麻油中加入了防冻添加剂。五查商标，要认真查看其商标，注意保质期、出厂期、原料、配料、厂名、厂址、质量标准代号。六看价格，1 250克左右芝麻可制出 500 克芝麻油，考虑到榨油原料成本较高，因此，卖价过于便宜的芝麻油就很有可能是用香精勾兑的。

油不腻 对于掺有其他植物油的芝麻油，有什么方法鉴别吗？

蔬东坡 对于掺有其他植物油的芝麻油，可采用水试法和嗅闻法鉴别。水试法：用筷子蘸一滴芝麻香油滴到平静的水面上，纯芝麻香油会呈现出无色透明的薄薄的大油花，掺假的则会出现较厚较小的油花。嗅闻法：小磨香油香味醇厚、浓郁、独特，如掺进了花生油、大豆油、精炼油、菜籽油等则不但香味差，而且会有花生味、豆腥味等其他气味。部分芝麻油如果是由食用香精勾兑而成，则嗅感会比较差。

亚 麻 籽 油

果香秀 什么是亚麻籽油呢？

蔬东坡 亚麻籽油是亚麻籽经过压榨制取的油类。亚麻籽在中国属于传统的油料作物。油用亚麻在中国已有 600 多年的栽培历史，目前主要分布在中国的华北、西北地区，以甘肃、内蒙古、山西、新疆四省份的产量最大。

茶茗媛 亚麻籽油有哪些营养价值呢？

蔬东坡 亚麻籽油中 α-亚麻酸含量为 53%，是 ω-3 脂肪酸（α-亚麻酸）含量最高的植物油，由于 α-亚麻酸是人体必需的营养素之一，对身体健康有重要的意义，亚麻籽油也被称为"液体黄金"。亚麻籽油中还含有维生素 E 和类黄酮。

鱼美鲜 如何选购亚麻籽油呢？

蔬东坡 选购亚麻籽油时，建议将低温初榨亚麻籽油作为首选。天然的亚麻籽油可以按照以下方法进行鉴别：一是闻起来气味芳香、清雅，吃起来略带一种清淡的鱼腥味。二是冷冻后无固体物质（蜡），但是有棉絮状物质（亚麻中的天然物质）。三是纯正的亚麻籽油颜色应该为褐红色、半透明，尝起来无异味，若是金黄色，可能是掺了其他油或成分不纯。

油不腻 应该如何储存亚麻籽油呢？

蔬东坡 亚麻籽油最好低温保存，在开瓶之后可储存在冰箱中。亚麻籽油容易被氧化，保存时须采取添加抗氧剂或充氮密闭的办法。在开瓶之后，应在尽可能短的时间内将油用完，并注意每次用完之后将瓶盖盖好，并且避光保存。

茶茗媛 亚麻籽油在生活中有哪些具体应用呢？

蔬东坡 主要有以下四种应用：一是直接食用。亚麻籽油可以直接食用，成人每日摄入 15～20 毫升，儿童减至 5～10 毫升。可在酸奶中直接加入亚麻籽油混合食用。二是调拌蔬菜。亚麻籽油的营养价值较高，但烟点较低，加热时非常容易冒烟，因此不宜用于煎炸，而适合凉拌食用，或者低温烹调，最好与清淡的蔬菜搭配。三是熬粥煮汤。在煮熟的粥、汤中加入亚麻籽油，增色又调鲜。四是调和用油。亚麻籽油与其他的植物油相比，营养成分相对少一些，因此最好将亚麻籽油和其他食用油混合做成调和油，使各种营养成分达到均衡。自己做调和油，建议比例为 1 份亚麻子油和 2 份花生油或其他食用油混合，如果有条件，还可以加一些橄榄油。将亚麻籽油与其他植物油调和后，可用于炒菜。但炒菜时要注意调控油温，不能过高，最好控制在 80℃以下，建议热锅冷油或油在锅底涌动或起泡时赶紧放菜。

鱼美鲜 不爱吃鱼，能用亚麻籽油来替代鱼油吗？

蔬东坡 在陆地植物和动物中，大部分食材的 ω-3 脂肪酸含量都比较低。不过，亚麻籽油和紫苏籽油中亚麻酸含量较高，达 50％以上。其他一些食品也含有亚麻酸，比如核桃、松子之类的食品，含量为 6％～12％。亚麻酸也是一种 ω-3 脂肪酸，不过，亚麻籽油在人体中变成 DHA 的转化率只有 3％左右。建议还是直接吃水产品，能更高效地吸收 DHA 和 EPA。

葵花子油

果香秀 什么是葵花子油呢？

蔬东坡 葵花子油是从葵花子中提取的油类，也是健康油脂中的一种。葵花子油油色金黄，清明透亮，有令人喜食的清香味，烹饪时可以保留天然食品的风味。另外，它的烟点也很高，可以减少油烟对人体的危害。全球葵花子油的年产量稳定在 1 000 万～1 200 万吨，它在世界范围内的消费量在所有植物油中排在棕榈油、豆油和菜籽油之后，居第四位。

油不腻 葵花子油有哪些营养价值呢？

蔬东坡 葵花子油是以具有高含量的亚油酸著称的健康食用油，亚油酸含量可达 70% 左右，还含有甾醇、维生素等多种对人类有益的物质，其中天然维生素 E 含量在所有主要植物油中含量最高，而且亚油酸含量与维生素 E 含量的比例比较均衡，利于人体吸收利用，人体消化率为 96.5%。另外，葵花子油中还含有丰富的维生素 B 和胡萝卜素，胡萝卜素的含量比花生油、麻油和大豆油都多，而且生理活性最强的 α-生育酚的含量也比一般植物油高。

鱼美鲜 应该如何储存葵花子油呢？

蔬东坡 葵花子油的保存期限一般为 12～14 个月，应将其放在干燥通风的阴凉处密封保存。

油不腻 应该如何选购葵花子油呢？

蔬东坡 主要注意以下三点：一看色泽。葵花子油呈金黄色，那些有杂质、颜色暗淡或呈棕褐色的最好不要买。二闻味。葵花子油有淡淡的坚果味。三看沉淀。加工精度低的葵花子油放置一段时间后，会有不同程度的沉淀。

茶茗媛 食用葵花子油应该有哪些注意事项呢？

蔬东坡 主要有两个：一是葵花子油不适于直接食用，适合清炒、煎炸和做汤，做汤时有很强的提味作用，可使汤生色不少，口感爽滑，清香而不油腻。二是葵花子油不宜长期单一食用或者过量食用，从营养均衡的角度来说，可以将葵花子油与其他基础油混合食用或定期交换食用。

油不腻 葵花子油有哪些特点？是健康食用油吗？

蔬东坡 葵花子油是以具有高含量的亚油酸著称的健康食用油，其中90％是不饱和脂肪酸，亚油酸占70％左右，还含有维生素 E、植物甾醇、磷脂、胡萝卜素等营养成分。葵花子油含有蜡质，需精炼后方可食用。精炼后的葵花子油呈清亮好看的淡黄色或青黄色，其气味芬芳，滋味纯正。葵花子油中生理活性最强的 α-生育酚的含量比一般植物油高，且亚油酸含量与维生素 E 含量的比例比较均衡，利于人体吸收利用。葵花子含油量高，全籽含油 32％～44％。葵花子油芳香可口，主要含有甾醇、维生素、亚油酸等对人体有益的物质，其天然维生素 E 含量在所有主要植物油中最高，每 100 克葵花子油中含有 57～90 毫克的维生素 E。葵花子油中还含有较多的维生素 B_3。

茶茗媛 听说葵花子油需要避免长期煎炸使用，对吗？如何保存和食用葵花子油呢？

蔬东坡 由于葵花子油中多不饱和脂肪酸含量较高，性质活泼，不宜高温加工和阳光照射储藏，应与其他含单不饱和脂肪酸多的食用油混合食用或定期交换食用，不可长期单一食之。葵花子油在食用上相对于其他大宗食用油没有特别之处，主要是其不饱和脂肪酸含量更高，不饱和脂肪酸使其更易于被氧化，稳定性相对更差，因此更需要避免长期煎炸使用。从消费者食用的角度看，健康食用也应控制每日的食用量，宜多品种油交替食用，而非单一品种油长期食用，以保持脂肪酸及营养成分摄入的多样化。

椰 子 油

果香秀 什么是椰子油呢？

蔬东坡 椰子油由椰子肉（干）榨出，为白色或淡黄色脂肪，是我们日常食物中唯一一种由中链脂肪酸组成的油脂。其饱和脂肪酸含量达90％以上，但熔点只有24～27℃，在此温度之上，它是清澈透明的液体，低于此温度时是白色糊状物。椰子油口味与椰汁有点相似，但不甜。椰子油的发烟点较低，为177℃以下。

油不腻 椰子油有哪些营养价值呢？

蔬东坡 椰子油由中链脂肪酸组成，而肝倾向于使用中链脂肪酸作为产能的燃料来源，所以食用椰子油能够提高新陈代谢的效率。而且中链脂肪酸具有天然的综合抗菌能力，比其他食物的长链脂肪分子小，易被人体消化吸收，所以椰子油的消化无须动用人体胰消化酶系统，对身体的酶和激素系统施加的压力小。

鱼美鲜 应该怎样储存椰子油呢？

蔬东坡 椰子油性能稳定，不需冷藏保存，它在常温中可放置2～3年。

果香秀 应该如何选购椰子油呢？

蔬东坡 椰子油的选购可以考虑以下三个方面：一看产地，泰国、菲律宾、澳大利亚的北部沙漠等亚热带气候地区产的椰子本身质量就高，充足的日晒让椰子的味道更加香甜，抗氧化能力也更强，营养更加丰富，所产的椰子油品质更优。二闻气味，高品质的椰子油香味浓郁。三尝味道，高品质的椰子油口感非常香甜。

茶茗媛 食用椰子油有哪些注意事项呢？

蔬东坡 主要有两个：一是椰子油作为植物油，含有85％的饱和脂肪，因此不宜过量食用，否则摄入过多饱和脂肪，容易令低密度胆固醇升高，导致血管栓塞等问题，如果是为了增加中链脂肪的摄入量，用椰子油代替其他食用油烹调是最简便的办法。二是椰子油的发烟点低，不适合高温烹调，不过可以用来低温炒蔬菜或制作沙拉。如果不喜欢吃椰子油，可以取1～3勺椰子油加入燕麦片或冰沙里，制成饮品。

核　桃　油

果香秀　什么是核桃油呢？它有什么特点呢？

蔬东坡　核桃油是采用核桃仁为原料压榨而成的植物油，其油质纯正清凉、色泽金黄、口感清淡，易被消化吸收，可提供人体所需的多种营养，帮助调节体内油脂平衡，是适合婴幼儿、孕妇、学生、白领及用脑过度的人群等食用的天然保健食品。

鱼美鲜　核桃油有哪些营养价值呢？

蔬东坡　核桃油所含亚油酸和亚麻酸含量分别高达 64％和 12.2％，其脂肪酸组成与人类的母乳非常接近，容易被人体消化吸收，还含有丰富的钙、锌、磷、钾等矿物质元素，适合生长发育期儿童以及女性妊娠产后康复食用。

油不腻　应该如何储存核桃油呢？

蔬东坡　核桃油的保质期一般在 18 个月左右，最好密封储存于阴凉干燥处，避免阳光直射，储存温度在 10℃以下，若出现少许沉淀属正常现象，不影响质量。

茶茗媛　应该如何选购核桃油呢？

蔬东坡　选购核桃油时应该注意，好的核桃油会散发出一股香醇的核桃味，口感清鲜淡雅，无刺激，入口有一股天然核桃味。

油不腻　生活中核桃油有哪些食用方法呢？

蔬东坡　主要有以下四种用途：一是每日早晨空腹服用核桃油，或将其调入牛奶、酸奶、蜂蜜、果汁中一起服用，能减轻便秘症状。二是给婴儿蒸羹时可以适当加入少许核桃油，但要注意食用量，例如 6 个月的婴儿一般每天吃 5 毫升左右，8～12 个月大的婴儿每天吃 10 毫升左右，1～3 岁的每天吃 15 毫升左右。三是核桃油作为添味剂，在吃面包等食物的时候可蘸取，也可以用作凉拌蔬菜和沙拉的佐料，还可以作为调味料添加到做好的汤、面、馅料等食物中，尤其适合烹调海鲜时使用，营养和口味最佳。四是用核桃油烹炒时，可以与其他食用油按照 1∶4 的比例进行混合使用，温度最好控制在 160℃以下，过高的温度会使核桃油中的脂肪酸失去营养功效。

红 花 籽 油

果香秀 什么是红花籽油呢？

蔬东坡 红花籽油又称红花油，呈黄色，色淡无味，清澈透明，是由红花籽低温萃取而得的油品。

茶茗媛 红花籽油有哪些营养价值呢？

蔬东坡 红花籽油的脂肪酸组成为棕榈酸 5.3%～8.0%、硬脂酸 1.9%～2.9%、油酸 8.4%～21.3%、亚油酸 67.8%～83.2%，富含维生素 E、谷维素、甾醇等营养成分。成品红花籽油可以直接口服，适用于"三高"人群。

油不腻 应该如何储存红花籽油呢？

蔬东坡 红花籽油因不饱和酸含量高，易氧化酸败，在长期保存红花籽油时，要注意脱水、防水，贮藏在清凉通风之处，避免日晒和重金属离子的进入。

果香秀 应该如何选购红花籽油呢？

蔬东坡 选购红花籽油时要注意以下四个方面：一要仔细阅读红花籽油的包装以及产品标签。注意品牌、配料、油脂等级、质量标准代号、生产厂家等标识是否完整，并特别注意封口是否完整严密，尽量选择大品牌、大厂家的产品。二要尽量选择保质期近的、分级为一级的红花籽油。三要根据个人的营养需求来选购或者调配适合自己的红花籽油。四是不要购买散装红花籽油或者毛油（未经提纯的油品）。

茶茗媛 红花籽油在生活中有哪些食用方法呢?

蔬东坡 一是红花籽油可以直接口服,也可作为凉拌菜用油。二是红花籽油可用于煎、炸、热炒,但注意温度不要超过 255℃,加热时间不宜太长,最好将食物与油一起加热,避免油的局部过热。

葡 萄 籽 油

油不腻 什么是葡萄籽油呢?

蔬东坡 葡萄籽油是由葡萄种子精制而成的,呈漂亮而自然的淡黄色或淡绿色,无味、细致、清爽不油腻,热稳定性好,发烟点高达 248℃,最大产地在中国。

鱼美鲜 葡萄籽油有哪些营养价值呢?

蔬东坡 葡萄籽油的主要成分为维生素 C、维生素 F、叶绿素、微量矿物元素、必需脂肪酸、果糖、葡萄糖、葡萄多酚以及矿物质钾、磷、钙、镁,其中最重要的两种成分是亚油酸与原花青素。葡萄籽油中亚油酸含量达 70% 以上。

果香秀 应该如何储存葡萄籽油呢?

蔬东坡 葡萄籽油不耐储存,容易氧化变质。储存葡萄籽油时,务必要避光、密封,一旦开封,最好在 1 个月内吃完。

油不腻 应该如何选购葡萄籽油呢?

蔬东坡 选购葡萄籽油时,可以参考以下三个方面:一要观察颜色,优质的葡萄籽油呈浅黄色或淡绿色,由于原料的影响,颜色略有不同,整体呈半透明,色泽清亮有光泽。如果是颜色比较深、透明度差、略带浑浊的产品,一般是加工比较差的葡萄籽油,尤其是出现分层现象的,更有可能是掺假产品,一定不要购买。二是注意嗅闻气味,高品质的葡萄籽油一般有淡淡的葡萄籽味,或略带有葡萄酒的味道。三是对其进行鉴别,将葡萄籽油放在

0℃左右的环境冷藏约 5 小时，如果葡萄籽油仍是澄清、透明的状态，则品质较好。若经过冷藏，出现分层、凝固或絮状沉淀，则该葡萄籽油品质较差。

茶茗媛 葡萄籽油在生活中有哪些食用方法呢？

蔬东坡 主要有两个：一是葡萄籽油适合烹调海鲜，用葡萄籽油烹调海鱼可以去除腥味，保持海鱼固有的鲜味，红烧、凉拌贝类和虾时使用葡萄籽油，可使菜品风味鲜美。二是葡萄籽油可与花生油或其他植物油调和，可以改善油的风味和品质，增加人体所需要的亚油酸含量。

食用动物油科普专区

油不腻 动物油一般是如何制作的呢？

蔬东坡 在市面上常见的动物油有猪油、牛油、羊油等。由于动物油的制作原料的油脂含量一般比较高，其制作方式多是采取高温熬制、压榨、水洗、脱水、脱色、脱酸、脱臭等工艺；除严格的工序质量控制外，对酸价、过氧化值、铅、砷等指标都有严格的控制，所有动物油脂的产品均须符合《食品安全国家标准 食用动物油脂》（GB 10146—2015）。

果香秀 动物油应该如何保存呢？

蔬东坡 动物油的保存与植物油的保存方法类似，尽量避免放在高温、高氧化的环境，适当的避光措施与低温处理有利于保护动物油的食用品质。

茶茗媛 过期的动物油会有什么表现呢？能否继续食用呢？

蔬东坡 保质期过后较久的动物油从外观上看，颜色由乳白色变成淡黄色或黄褐色，质感不够顺滑，有颗粒感，闻着有油蛤味，所以可以一目了然地辨别出来，也可通过闻的方式进行鉴别。即使是刚过保质期的动物油脂，其食用品质也会有某种程度的下降，虽然可能不会有显著的变质表现，但是也会因为存放时间太长，其风味、口感已经发生了一些变化，味道不新鲜，维生素含量也有所下降，脂肪可能发生轻微氧化。因此，食用过期的动物油后会对人体健康有害。

猪 油

鱼美鲜 猪油的主要营养成分是什么呢?

蔬东坡 猪油主要来源于板油、肥油、水油和皮油,熔点为 28～48℃,其初始状态是略呈黄色半透明液体,常温下为白色或浅黄色固体。猪油的主要营养成分是脂肪。以板油为例,每 100 克板油所含的营养素有:脂肪 88.7 克、碳水化合物 7.2 克、钠 138.5 毫克、胆固醇 110 毫克、维生素 E 21.83 毫克、钾 14 毫克、磷 10 毫克、铁 2.1 毫克、镁 1 毫克、锌 0.8 毫克、锰 0.63 毫克、铜 0.05 毫克、维生素 A 89 微克、胡萝卜素 0.1 微克、视黄醇 4 微克。100 克猪油所含热量为 3 460 千焦。

果香秀 经常食用猪油会变胖吗?

蔬东坡 猪油热量高,人体消化吸收率可达 95％以上,过量食用容易引起肥胖。如今饮食和健康越来越被重视,不少人将肥胖、心血管疾病等"归罪"于猪油,认为单纯食用植物油就能远离"三高"疾病,呼吁让猪油退出厨房,取而代之的是植物油。尽管如此,我国成年居民的肥胖率也还在逐年上升。近年来,有研究发现,以猪油为基础油脂,猪油与植物油大约各半搭配,建议每日烹饪用油量 25～30 克。

油不腻 猪油如何食用呢?

蔬东坡 猪油的熔点比羊油、牛油低,一般低于人体的体温,容易被人体吸收。中国人食用猪油主要有两个用途:一是炒菜。尤其是在我国南方地区,人们认为炒菜加了猪油,菜品会富有营养,而且更有香味,在福州等地,还会将猪油淋至菜肴或面条中直接食用;二是制作酥皮类点心,起到起酥的作用。炼完油的固体物被称为油渣子,有的地方也叫油梭子。我国南方就有用油梭子炒青蒜、辣椒的家常菜肴;在东北地区,也有很多人喜欢用盐花儿或者白糖拌油渣子吃。需要注意的是,油渣子中含有大量动物脂肪,少吃无妨,长期食用可能导致胆固醇增高、高血压等肥胖病,如果油渣太焦,呈褐色,最好不要食用。

茶茗媛 为何猪油炒菜比较香呢?

蔬东坡 相较于植物油炒菜,猪油炒菜给人的感觉是更香。这是因为在猪油制作过程中,发生了一些复杂的化学反应,最终生成了一些小分子的挥发性有机物,被我们的嗅觉探测到,才形成了香味。已有的研究证实,内酯类物质(如 γ-庚内酯,γ-辛内酯,γ-壬内酯等)对猪油风味起到很大的作用,这些内酯类物质主要是由猪油中本来具有的醛类物质(己醛,壬醛等)在加热过程中发生化学作用而生成。所以,猪油要比其原料脂肪更香。同理,熟化的植物油也要比未经熟化处理的要香。

油不腻 在储存猪油时,如何延长其保质期呢?

蔬东坡 如果将猪油贮藏在光照、高温、潮湿、不通风的环境中,猪油很容易变质,其中的游离不饱和脂肪被氧化,产生难闻的哈喇味,人食用后会出现恶心、头晕、呕吐、腹泻等症状。若炼油时放几粒茴香,盛油时放一片萝卜或几颗黄豆,在油中加一点白糖、食盐或豆油,搅拌后密封,可延长保质期。

茶茗媛 如何辨别猪油的优劣呢?家庭自己熬制的猪油与规模化企业生产的猪油,哪个更好呢?

蔬东坡 主要通过看与闻的方法来鉴别。纯正的猪油呈乳白色或微黄色,颜色均匀,表面有光泽,无颗粒状,而劣质猪油颜色发黄或带有深灰色,油脂表面光泽不均匀,肉眼可见里面含有小颗粒。优质的猪油散发出一阵猪油的清香,而劣质猪油闻起来有一股哈喇味,甚至还有异味。

家庭熬制猪油时,一般只是进行高温处理,尽管也有人加入其他香辛料一起熬制,熬出的猪油闻之也香气十足,但从安全性方面讲,这类猪油没有经过严格的检测,相关指标不一定符合国家标准,且不经过深加工工序的处理,家庭熬制的猪油酸价比较高,短期内会变质,产生哈喇味。

鱼美鲜 猪油相较于植物油有何营养学的特点呢?

蔬东坡 猪油的营养价值非常高,它含有较多的脂溶性维生素(如维生素 A、维生素 D、维生素 E、维生素 K 等）以及一定量的胆固醇，这些物质中有些是人体组织细胞的重要组成成分，或是合成胆汁和某些激素的重要原料。同时，猪油能够提供较高的热量，适合寒冷地区的人食用。已有的研究表明，花生油、橄榄油和猪油在引起体内脂肪堆积、肥胖作用上没有本质的区别。建议每天除了摄入油总量不要超过 25～30 克外，控制总能量的摄入及其他膳食脂肪和胆固醇的摄入也非常重要。

果香秀 食用猪油时有哪些注意事项呢？

蔬东坡 一是不宜用于凉拌和炸食。用猪油调味的食品要趁热食用，放凉后会有一种油腥气，低温时还会固化，影响食欲。二是猪油的热量高，适于寒冷地区的人食用。一般人食用猪油时不宜过量，老年人、肥胖者、心脑血管病患者和患有腹泻的人都不宜食用。

羊　　油

油不腻 什么是羊油呢？

蔬东坡 羊油，又称为羊脂，呈白色或微黄色蜡状固体，是山羊或者绵羊的脂肪油，多由熬煮羊的内脏脂肪组织得到。其实市场上很多食品中都含有羊油，但羊油在家庭厨房中的应用似乎较少，羊油可以用于生面的短时间胚保存，冬季寒冷的时候可以作为补品，搭配肉和蔬菜，用于制作早餐。羊油常用于制作河南的一道小吃——烩面。

果香秀 羊油有哪些营养价值呢？

蔬东坡 羊油中富含油酸、硬脂酸和棕榈酸甘油三酯，其饱和脂肪酸含量约为 57%，比例较高，它同时含有大量的胆固醇。

鱼美鲜 羊油应该怎么储存呢？

蔬东坡 羊油要保存更长时间，经熬制放凉后，应加入适量抗氧化剂，置于密封容器内。未用完的羊油要用容器装好，密封保存，放进冰箱或放置在干燥处。

茶茗媛　羊油应该怎么选购呢？

蔬东坡　选购羊油时可以参考以下两点：一看颜色，质量好的食用羊油在凝固时呈现白色或略带黄色，无霉斑。二闻气味，好的羊油具有羊油固有的气味，没有酸败味或者其他异味。

油不腻　哪些人群不适宜食用羊油呢？

蔬东坡　婴儿、幼儿、老人、久病体虚人群及湿热体质、痰湿体质人群不宜食用羊油。其他人也不宜长期食用或者多吃羊油。

鸡　　油

果香秀　什么是鸡油呢？

蔬东坡　鸡油，是用鸡的脂肪炼制而成的油脂。鸡体内的脂肪特别柔软细嫩，因此其油脂很容易溶出。用鸡油炒制各种叶菜可以使其产生肉香，烹饪靓汤时加入鸡油也有很好的提味作用，因此鸡油受到很多人的喜爱。

油不腻　鸡油有哪些营养价值呢？

蔬东坡　鸡油中含有蛋白质、脂肪等人体所需营养素，但其缺少钙、铁、胡萝卜素、硫胺素、核黄素、烟酸以及各种维生素和粗纤维，营养价值并不高，所以鸡油虽然鲜美，但是并不适合长期食用。同时，鸡油中的胆固醇含量很高，不宜长期食用。

鱼美鲜　鸡油应该怎么储存呢？

蔬东坡　在储存鸡油时，应该注意保持干燥，放在阴凉的地方。在刚熬制好的鸡油中按照15∶1的比例放入白砂糖，可以延长鸡油的保存时间。

茶茗媛　鸡油应该怎么选购呢？

蔬东坡　选购鸡油的时候可以参考以下两点：一看颜色，质量好的鸡油色泽为浅黄色，无沉淀物。二闻气味，优质鸡油香气浓郁、独特。

油不腻 食用鸡油应注意些什么？

蔬东坡 一是鸡油有增香亮色的作用，可以用鸡油制作香葱手抓饼、煲鲫鱼汤等。二是在用鸡油烹调时要注意火候的把握，不宜温度过高。三是一般人群偶尔食用鸡油其实都是没有问题的，但患有胃炎、肾炎及有胆道疾病的患者应当忌食鸡油，因为鸡油脂肪的消化需要胆汁的参与，蛋白质分子也会对肾代谢造成负担，同时鸡油还会刺激胃酸分泌。

牛 油

果香秀 什么是牛油呢？

蔬东坡 牛油，是健康的牛经屠宰后，取其新鲜、洁净和完好的脂肪组织（包括牛板油、内脏脂肪和含有脂肪的组织及器官）炼制而成的油脂，在欧洲国家常被用作起酥剂。

鱼美鲜 牛油有哪些营养价值呢？

蔬东坡 牛油中富含胆固醇，是维生素 A 的丰富来源，也含有其他脂溶性维生素（如维生素 E、维生素 K 和维生素 D），微量元素硒含量丰富。牛油中还含有酪酸、共轭亚油酸和月桂酸。牛油中的糖化神经磷脂是很特别的脂肪酸。

油不腻 我们常用作火锅底料的牛油有哪些营养学特点呢？

蔬东坡 牛油是我国食用量较大的动物油之一，牛油是维生素 A 的丰富来源，而且容易被吸收，与猪油一样，牛油也同时含有脂溶性维生素。牛油富含微量元素，尤其是硒，牛油也含有碘，碘是甲状腺所需的物质。牛油含有相当可观的酪酸。牛油也含有共轭亚油酸。牛油有少量但均衡比例的 ω-3 和 ω-6 必需脂肪酸。此外，牛油中也含有较多的胆固醇，胆固醇是维持肠道健康、脑部和神经发育所必需的物质。

茶茗媛 牛油应该怎么储存呢？

蔬东坡 牛油建议保存在阴凉通风处或冰箱冷冻室。炼制牛油时可参考猪油或者鸡油的制法，放入茴香或花椒粒，并在熬好后加进一点白糖或食盐，搅拌后密封，可延长存放时间。

果香秀 牛油应该怎么选购呢？

蔬东坡 选购牛油的时候可以参考以下两点：一看色泽，好的牛油在凝固时呈现白色，有光泽、细腻，呈软膏状；在融化态时，则是微黄白色，澄清透明，并且没有沉淀物。二闻气味，牛油具有牛油固有的气味和滋味，无异味。

鱼 油

果香秀 鱼油的主要成分是什么？鱼油与鱼肝油有区别吗？

蔬东坡 鱼油是一种从多脂鱼类中提取的油脂，富含二十碳五烯酸（EPA）和二十二碳六烯酸（DHA，俗称脑黄金）等多种 n-3 系多不饱和脂肪酸（n-3PUFA）。鱼肝油是从鲨、鳕等的肝中提炼出来的脂肪，呈黄色，有腥味，主要含有维生素 A 和维生素 D。

油不腻 鱼油有哪些营养价值呢？

蔬东坡 鱼油是高热能物质之一，每克脂肪含热量 37.62 千焦，是蛋白质和碳水化合物的两倍多。鱼油所含的磷脂是人体的脑、神经组织、骨髓、心、肝、卵和脾中不可缺少的组成部分。鱼油中富含 ω-3 长链多聚不饱和脂酸，其中的 EPA 和 DHA 具有独特的营养功能。鱼油还作为脂溶性维生素 A、维生素 D 和类胡萝卜素等的载体促进维生素以脂溶性的物质形式被吸收利用。

油不腻 鱼油、鱼肝油与植物油在功效上有区别吗？到底哪类油好呢？

蔬东坡 除油脂中常见的成分外，鱼油富含 EPA 和 DHA 等多种 n-3 系多不饱和脂肪酸。鱼肝油主要含有维生素 A 和维生素 D。植物油中一般含有大量的不饱和脂肪酸、一些短链脂肪酸以及一些特殊的植物化合物，也往往具有特殊的生理功效。不同的油脂因为其成分不一样，具有的功效也不一样，所以对于油脂，不能简单地定义哪类好或者哪类差，按需食用即是最好的。

果香秀 鱼油应该怎么储存呢？

蔬东坡 鱼油易氧化，一旦开封就要尽量在最短时间内食用完，应注意尽量密封保存，最好放在不透明包装瓶内，避免阳光直射，这样常温下可以保存 2～3 年。

鱼美鲜 市面上深海鱼油的品质如何鉴别呢？

蔬东坡 鱼油主要有粗鱼油和精制鱼油两大类，粗鱼油是指从鱼粉生产的榨汁或水产品加工副产物中分离得到的油脂，而精制鱼油是粗鱼油经过脱胶、脱酸、脱色、脱臭等处理后获得的鱼油。消费者在市面上购买的一般是精制鱼油。精制鱼油在外观上应为橙黄色或橙红色，澄清透明，无沉淀物；劣质鱼油，颜色较深，为红棕色或黄色，微有浑浊或分层，甚至有部分沉淀。较好的鱼油会有一定的鱼腥味，但无酸败或哈喇味，合格的鱼油执行的标准应该是《鱼油》（SC/T 3502—2016）。

茶茗媛 鱼油应该怎么选购呢？

蔬东坡 概括起来要做到五看：一看含量，一般天然鱼油产品，每 1 000 毫克含 120 毫克 DHA 和 180 毫克 EPA。二看色泽，较好的鱼油呈淡黄色，色泽清纯、明亮。三看胶囊，鱼油胶囊颗粒均匀，无杂质。四看包装，看包装的标志是否清楚，标志为进口产品的是不是原装进口。五看生产日期，尽量选择生产日期较近的鱼油产品。

果香秀 哪些人群不适宜食用鱼油呢？

蔬东坡 鱼油有抑制血小板凝聚的作用，如果是曾经患心血管方面的疾病，或曾经接受治疗的人食用鱼油，为了自身的健康及更加安全、更有效地利用鱼油，要事先询问医生；DHA 和 EPA 含量都较高的鱼油不适宜少年儿童、孕期和哺乳期妇女、有出血倾向者和出血性疾病患者服用。

蔬东坡　至此，咱们"愿你吃好"游学团完成了油料科普专区的学习，晚上回去后再消化一下，变成自己的知识哦。为了大家能够掌握并运用今天学的知识，我把部分重点内容设计成了"极简操作卡""极简辨别卡""极简表格"。

极简操作卡

1. 选择食用油，把握**两个标准**

人们日常吃肉就可以获取足量的饱和脂肪酸，食用油应以补充不饱和脂肪酸为主。因此，在日常选择食用油时要把握两个标准：一是饱和脂肪酸含量越低越好；二是不饱和脂肪酸含量要高，且组成要合理。其中，油酸含量要最高，亚油酸含量次高，还要有一定量的亚麻酸。

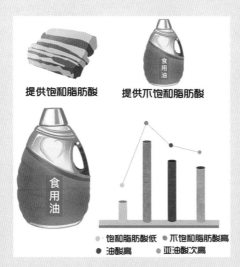

提供饱和脂肪酸　　提供不饱和脂肪酸

食用油

● 饱和脂肪酸低　　● 不饱和脂肪酸高
● 油酸高　　　　　　● 亚油酸次高

2. 保存食用植物油，记住**两要、两不要**

倒出油之后，要马上拧紧盖子减少氧气进入；开盖后，一桶油要尽量在 3 个月吃完。不要把烹调油放在窗台上、灶台上，最好放在避光的橱柜里；不要用旧油瓶装新油。

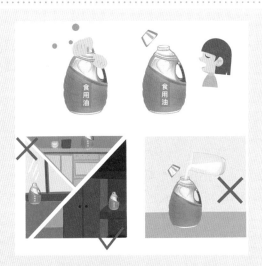

3. 选购使用茶油，做到四要更科学

茶油可用于凉拌、热炒、煎炸、烘烤及汤菜的制作，应选择具有正规加工资质的企业生产出来的精炼茶油，符合国家标准的各种质量指标；条件允许的情况下，选择更高等级的茶油，如初榨、冷提等。一要尽量避免长期煎炸使用；二要采用棕色玻璃小瓶存储以延缓氧化变质；三要控制每日食用量，多品种油交替食用而非单一品种油长期食用；四要根据个人实际，决定是否生食茶油，根据食用后的反应调整或停用，不可盲目生食。

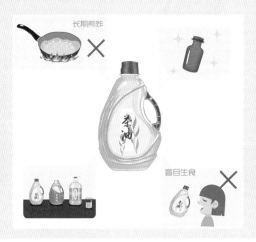

4. 食用葵花子油，记住四要、一不要

要避免用于长期煎炸使用；要与其他含单不饱和脂肪酸多的食用油混合食用或定期交换食用，不可长期单一食用；要控制每日食用量；不要高温加工和在阳光照射条件下储藏。

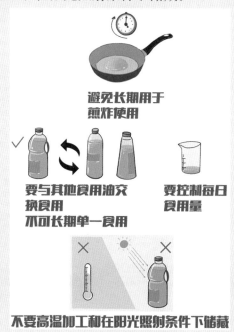

避免长期用于
煎炸使用

要与其他食用油交
换食用
不可长期单一食用

要控制每日
食用量

不要高温加工和在阳光照射条件下储藏

极简辨别卡

辨别菜籽油，就用这六招

一看色：纯正的菜籽油呈深黄色或者是棕色，且清亮透明，而加工粗糙的菜籽油呈棕红色、棕褐色或褐色，且杂质比较多。

二闻香：加工工艺优良的菜籽油有菜籽的天然香味，而劣质菜籽油味道很淡，甚至会有霉味、焦味、干草味等异味。

三煎炸：纯正的菜籽油用来煎炸时不仅油烟少，而且不会产生泡沫，如果菜籽油烹饪时出现大量泡沫，那么这种菜籽油极可能是过滤不好含有杂质或掺杂了其他低成本油脂。

四尝味：传统菜籽油有一定的刺激气味，民间称为"青气味"。这种气味是其中含有一定量的芥子苷所致。现在大面积种植的都是"双低优质"油菜，油菜籽中芥子苷含量低或不含。将少许菜籽油放在舌头上，如果除了一点辛辣味道之外没有异味，说明是纯菜籽油。如果滋味平淡，甚至有酸味、焦味、苦味，属于劣质菜籽油。

五冷藏：菜籽油的结冰点为−12℃，而冷冻间的温度为−8～−4℃，这个温度还远远达不到菜籽油的结冰点，所以菜籽油还应该是液体状态，如果菜籽油冷藏后出现了凝固，那么肯定是掺杂了其他油脂。

六观态：优质菜籽油无沉淀物或有微量沉淀物，杂质含量不超过0.2％，加热至280℃油色不变，且无沉淀物析出。劣质菜籽油有大量沉淀物及悬浮物，其杂质含量超过0.2％，加热至280℃油色变深且有沉淀物析出。

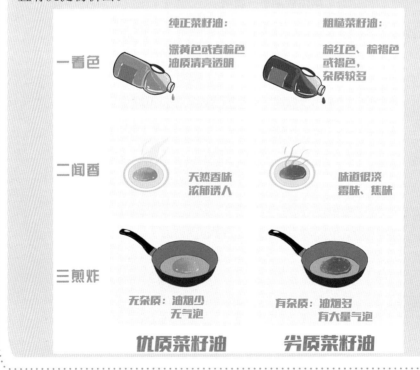

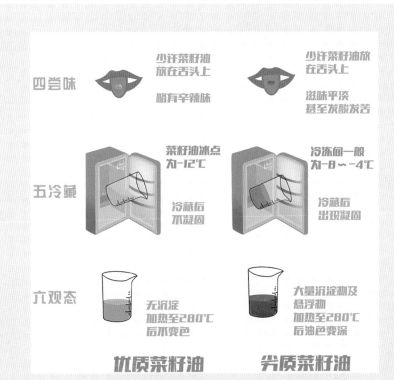

四尝味 少许菜籽油放在舌头上 略有辛辣味 / 少许菜籽油放在舌头上 滋味平淡甚至发酸发苦

五冷藏 菜籽油冰点为-12℃ 冷藏后不凝固 / 冷冻间一般为-8～-4℃ 冷藏后出现凝固

六观态 无沉淀 加热至280℃后不变色 / 大量沉淀物及悬浮物 加热至280℃后油色变深

优质菜籽油 / 劣质菜籽油

极简表格

常见植物油中脂肪酸的含量比例

油类	饱和脂肪酸/%	单不饱和脂肪酸/%	多不饱和脂肪酸/%	备注
大豆油	15.9	24.7	58.4	多不饱和脂肪酸的主要来源
花生油	18.5	40.0	38.3	多不饱和脂肪酸的主要来源
玉米油	15.4	30.0	54.6	多不饱和脂肪酸的主要来源
橄榄油	13.8	75.1	11.1	单不饱和脂肪酸的主要来源
茶籽油	9.9	79.9	10.2	单不饱和脂肪酸的主要来源
棕榈油	43.4	44.4	12.1	饱和脂肪酸的主要来源

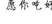
（续）

油类	饱和脂肪酸/%	单不饱和脂肪酸/%	多不饱和脂肪酸/%	备注
椰子油	92.0	6.5	1.5	饱和脂肪酸的主要来源

各类食用植物油脂肪酸构成

项目	饱和脂肪酸/%	油酸（18：1，ω-9）/%	亚油酸（18：2，ω-6）/%	亚麻酸（18：3，ω-3）	ω-6/ω-3
双低菜籽油	3.5～7	61～70	15～30	8～14	2～3
橄榄油	8.0～26.35	55～83	3.5～21	1.0	12
大豆油	10.6～21.0	17.7～28.0	49.8～59.0	5.0～11.0	6.8
花生油	12～27.7	35～67	13～43	0～0.3	—
葵花子油	8.1～17	14～39.4	48.3～74	0～0.3	—
芝麻油	12.7～21.1	34.3～45.5	36.9～47.9	0.2～1.0	71
茶籽油	7.5～18.8	74～87	7～14	0	—
米糠油	13.4～23.0	40.0～50.0	29.0～42.0	0～1.0	71
玉米油	8.9～23.1	20～42.2	34～65.6	1.0	50
葡萄籽油	8.5～19.9	12.0～28.0	58.0～78.0	0～1.0	—
核桃油	8.0～16.0	11.6～25.5	50.0～69.0	6.5～18.0	4.9
棉籽油	24.3～32.0	14.7～21.7	46.7～58.2	0～0.4	—
棕榈油	43.3～57.4	36.0～44.0	9.0～12.0	0～0.5	42
亚麻籽油	5.7～14.4	13.0～39.0	12.0～30.0	39.0～62.0	0.42

菜籽油的优劣辨别

项目	优质菜籽油	劣质菜籽油
颜色	呈深黄色或者是棕色，且清亮透明	呈棕红色、棕褐色或褐色，且杂质比较多
气味	有菜籽的天然香味	味道很淡，甚至会有霉味、焦味、干草味等异味
泡沫	用来煎炸时不仅油烟少，而且不会产生泡沫	烹饪时出现大量泡沫
味道	除了一点辛辣味道之外没有异味	滋味平淡，甚至有酸味、焦味、苦味

（续）

项目	优质菜籽油	劣质菜籽油
冷藏	液体状态	凝固
杂质和沉淀物	无沉淀物或有微量沉淀物，杂质含量不超过0.2%，加热至280℃油色不变，且无沉淀物析出	有大量沉淀物及悬浮物，其杂质含量超过0.2%，加热至280℃油色变深且有沉淀物析出

主要油脂与猪油1∶1配比脂肪酸比例

油脂搭配法	饱和脂肪酸∶单不饱和脂肪酸∶多不饱和脂肪酸	适合人群
葵花子油＋猪油	27.5∶31.5∶42	适合血脂较高人群
玉米油＋猪油	28∶38∶34	适合胆固醇较高的人群
豆油＋猪油	29∶35∶36	适合成年健康人群
花生油＋猪油	31∶48∶23	适合体质瘦弱人群
菜籽油＋猪油	24.5∶52.5∶23	适合成年人

常见植物油的安全食用油温值

植物油种类	温度/℃
亚麻籽油	≤90
玉米油	≤120
米糠油	≤150
花生油	≤180
大豆油	≤210
棕榈油	≤240

初榨橄榄油分类

中文名称	英文名称	游离脂肪酸含量（以油酸计）/（g/100g）	用途
特级初榨橄榄油	extra virgin olive oil	＜0.8	质量最佳，可食用
中级初榨橄榄油	medium～grade virgin olive oil	＜2	质量佳，可食用
初级初榨油橄榄油	lampante virgin olive oil	＞2	不可食用

温馨提醒：

学然后知不足。记得用实际行动去升级你的生活方式哦！把你学以致用的经验记录下来吧。

1. _____

2. _____

3. _____

蔬菜

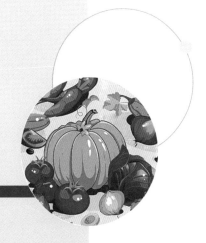

愿你吃好

第四站　蔬菜是健康卫士吗？

——走进蔬菜科普基地

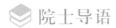 院士导语

舌尖有"辣"　更出彩

　　辣椒为全球第三大、我国第一大蔬菜作物。我国辣椒年种植面积达3 200万亩，总产量约6 400万吨，种植面积和消费量均居蔬菜之首，为加工产品最多、产业链最长、贮存时间最久、经济效益最高的蔬菜作物，在保证我国蔬菜周年均衡供应中发挥重要作用。

　　辣椒可鲜食，亦可作为调味品。在湖南、四川、贵州等地，人们无辣不欢。特别是湖南人，嗜辣名闻天下，每户每餐桌上少不了辣椒。鲜椒可单独做菜，也可作肉菜佐料。辣椒还可制成干辣椒、酱辣椒、剁辣椒、腌辣椒、泡辣椒、油辣椒等各种调味品，让食物更美味。

　　辣椒有驱寒、祛风湿的功效。食辣地区，如川、湘、滇、黔，多为"卑湿之地"，夏季湿热，冬季湿冷，该地区群众饮食偏辣与其所处气候环境密切相关。吃辣对于居住于潮湿地带的人，可预防风湿病。《药检》记载，辣椒"祛风行血、散寒解郁"。辣椒外用可治疗冻疮、风湿风寒引起的腰腿疼痛、皮下淤血等。辣椒煎汤内服可治胃口不好、胃凉胃疼。辣椒和生姜熬汤能治疗风寒感冒。

　　辣椒中独特的成分辣椒素还可辅助治疗多种疾病。《美国心脏病学会杂志》报道，吃辣椒或可降低心脏病、中风风险。第三军医大学营养与食品安全研究中心发现，短期辣椒素干预可改变肠道菌落种类和功能，给人类带来潜在健康效益。辣椒素能够影响肿瘤细胞代谢，具有防癌功效，还可以作为一种新的止痛物质，抑制神经纤维中疼痛物质外溢。

近年来，"吃辣"成为一种潮流，越来越多的人推崇"辣椒健康饮食"。辣椒从科研、生产、加工到销售也早已形成一条完整的产业链，特别是农业科研人员一直致力于辣椒新品种选育，已将辣椒育种做到极致，相信"辣椒健康饮食"将给人们带来更多的益处。

辣在舌尖，"辣"么健康。愿你吃到好味道。

中国工程院院士：邹学校

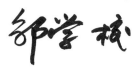

≫ 科普基地简介 ≪

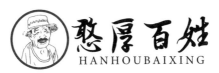

基地名称：憨厚百姓合作社"湘约自然"蔬菜科普基地
基地授牌：农业科普基地、关心下一代工作活动基地、青少年科普基地
开放形式：接受团队预约
收费标准：免费
二维码："愿你吃好"视频号二维码

交　通：搭乘"愿你吃好"游学团专车

映入眼帘的是高科技农业种植大棚，跟印象中的农田风光不一样，自动育苗机正在高效地作业。有的学生正在认真聆听科普讲师讲解"蔬菜是怎么来的"；有的学生正在体验移苗工作，用自己的双手将菜苗从苗盆移到各自的小花盆中；有的学生围在一桌，一同品尝美味的蔬菜火锅；有的学生亲手摘下美味的无土栽培蔬菜，了解无土栽培的奥秘，零距离接触蔬菜的生长以及收获过程。

蔬东坡　大家现在来到的是憨厚百姓合作社"湘约自然"蔬菜科普基地。该基地坐落在土净、水净、空气清新的现代农业园区内，由一家绿叶菜种植专业合作联社运营，旗下拥有1个有机蔬菜研究所、13个蔬菜产销专业合作社。联社年产花菜、韭菜、芦笋、绿叶菜等优质产品18 000多吨，年产值达到2 000多万元，联社年利润总额600多万元，是名、优、新、特蔬菜的研究、培育、试种、发展基地，蔬菜高新技术运用、推广、培训基地，以及蔬菜新品种观赏、推介、展示、展销基地。大家边参观边交流，自由提问，本博士有问必答，哈哈。

蔬东坡　在正式进入游学第四站前，我先要给大家画个像，做完以下关于蔬菜的极简判断题，你们就知道自己是小白、凡人还是达人啦！

>> 蔬菜科普知识自测试卷 <<

答题人：_____　　　　**得分：_____**

1. 每天多吃几种蔬菜有利于营养均衡补给，对吗？（　）
2. 蔬菜的合理搭配可产生更好的食疗功效，对吗？（　）
3. 清水或盐水浸泡蔬菜能去农药，对吗？（　）
4. "焖"吃蔬菜对老人好，对吗？（　）
5. 反季节蔬菜是否安全跟反季无关，对吗？（　）
6. 果蔬谷物"掉色"可以吃，对吗？（　）
7. 鲜莲蓬一天吃一个合适，对吗？（　）
8. 夏天宜多食用莲藕，对吗？（　）
9. 未做熟的芸豆会引起食物中毒，对吗？（　）
10. 吃冬瓜时不应削去冬瓜皮，对吗？（　）
11. 吃菠菜之前要用热水焯，对吗？（　）
12. 食用菌的重金属含量高，对吗？（　）
13. 食用菌最好鲜吃，对吗？（　）

扫一扫，对照答案，看看你能得多少分吧。

知识问答社区

蔬 菜 全 视 角

认　　知

果香秀　蔬菜品种花色多，按月份适宜吃的蔬菜有哪些呢？

蔬东坡　全年：胡萝卜、卷心菜、生菜、牛蒡。3—5月：韭菜、四季豆、黄瓜、丝瓜、茄子、空心菜。6—11月：芦笋、冬瓜、苦瓜、红薯、玉米、南瓜、芋头、莲藕、山药、蘑菇、香菇、杏鲍菇。10—12月：莲藕、山药、绿花菜、白萝卜。12月至次年2月：马铃薯、白萝卜、洋葱、番茄、菠菜、甜椒、卷心菜。

茶茗媛　有的蔬菜一年四季都有，有的蔬菜只有某个季节才有，按四季适宜吃的蔬菜有哪些呢？

蔬东坡　适宜冬春季吃的蔬菜：萝卜、马铃薯、芹菜、蒜苗、莴笋、菜苔、包菜、油菜。适宜春夏季吃的蔬菜：芦笋、小白菜、黄瓜、苦瓜、蚕豆、马铃薯、洋葱、茄子。适宜夏秋季吃的蔬菜：辣椒、茄子、番茄、毛豆、玉米、冬瓜、南瓜、莲藕、茭白、红薯叶。适宜秋冬季吃的蔬菜：莴笋、大白菜、大葱、花菜、胡萝卜、白萝卜。

油不腻　超市里迷你蔬菜个头小，价格却比同类别蔬菜高出一大截，是不是迷你蔬菜营养价值更高呢？

蔬东坡　迷你蔬菜分为两种：一种为嫩菜，即不成熟的蔬菜。菜苗是这类迷你蔬菜中最典型的代表。由于还未成熟，它们的营养价值没有普通蔬菜高。另一种就是新培育的品种，只有少数品种的营养价值比普通蔬菜要高。例如，圣女果中的抗氧化物质——类黄酮，其含量明显高于大番茄。但迷你茄子、迷你马铃薯、迷你小黄瓜的营养价值并不比传统个头大的品种高。

鱼美鲜　反季节蔬菜生长期短、口感一般。请问，反季节蔬菜真的不好吗？

蔬东坡　市面上对反季节蔬菜的质疑一般集中在以下三个方面：一是

认为反季节产品不顺应自然生长规律，营养价值低；二是反季节的东西是用激素催长出来的；三是大棚蔬菜农药易超标。反季节蔬菜由于生长期短，受光照和温度的制约，会让口感受到影响。反季节蔬菜是否安全跟反季无关，与应季果蔬一样，只要植物激素和农药使用合理，一样是安全的。监管部门把好检测关，农药残留和激素问题都可避免。

保　　存

🧑 **茶茗媛**　夏季天气炎热，新鲜蔬菜容易腐烂，怎么保鲜呢？

🧑 **蔬东坡**　夏季应注意蔬菜保鲜。将买回的蔬菜略微晾干，去掉枯黄腐烂的叶子，将新鲜蔬菜整齐地放入塑料袋内，扎紧袋口，置于阴凉通风处，这样保存的蔬菜，一两天内不会变黄枯萎。鲜韭菜买回来，用小绳捆起来，根朝下，放在水盆内，能在两三天内不发干、不腐烂。大蒜、葱等，也可照此法存放。菠菜、小白菜等绿叶蔬菜亚硝酸盐产生量特别大，冰箱储藏的效果远远好于室温储藏，黄瓜和马铃薯等蔬菜差异就没有那么明显。冬储大白菜因储藏多日，其中的硝酸盐和亚硝酸盐含量反而有所下降，这是因为储藏过程中营养损耗或亚硝酸盐转化成了其他含氮物质。

🧑 **果香秀**　新鲜蔬菜储藏时间与亚硝酸盐含量有什么相关性呢？

🧑 **蔬东坡**　刚刚采收的新鲜蔬菜亚硝酸盐含量微乎其微。而蔬菜在室温下储藏 1～3 天，其中的亚硝酸盐会达到高峰，冷藏条件下，3～5 天达到高峰。

食　　用

🧑 **鱼美鲜**　听说多吃几种蔬菜有益健康，对吗？

🧑 **蔬东坡**　对，蔬菜是各类食物中品种、花色最多，色、香、味、形和烹调花样最丰富的食物，因而有改善饮食结构、提高食物风味、增进食欲的作用。蔬菜也是碳水化合物和蛋白质的重要来源，新鲜蔬菜也是人们日常获得钾、钠、钙、铁、锌、镁、硒等矿物质元素的主要来源。人类每日必需的膳食纤维，主要靠蔬菜提供。薯芋类蔬菜的淀粉含量高，豆类蔬菜，特别是大豆中含有丰富的蛋白质和氨基酸。蔬菜中的膳食纤维主要包括纤维素、半纤维素、果胶、树胶、木质素和海藻多糖等。每天多吃几种蔬菜有利于营养均衡补给，有益于人们的身体健康。

油不腻 在吃高档自助餐时，经常看到各种凉拌新鲜蔬菜混搭在一起，听说蔬菜搭配起来食用更科学，对吗？

蔬东坡 对，在一般情况下，蔬菜单独食用虽然也能起到防病和治病的作用，但在日常生活中，为了提高蔬菜的食用价值，往往把不同种类的蔬菜搭配起来食用，这样搭配起来的效果比单独食用往往更能发挥各种食物的疗效。蔬菜的合理搭配产生更好的功效是有其科学依据的，不仅营养素种类和含量更丰富，而且一些功能成分在健康功效上也有增效作用。

茶茗媛 哪些蔬菜是"黄金搭档"呢？

蔬东坡 由于不同蔬菜种类含有独特的营养物质和功能成分，合理而科学的蔬菜搭配，可以治疗和减少许多疾病，增强体质和提高人体免疫功能。在一些家常菜的配方中，比如芹菜炒豆腐干是一道非常常见的菜肴，不仅色、味俱佳，条形整齐，而且营养丰富。芹菜含有维生素 C 及多种矿物质元素，以及芹菜苷和挥发油等；而作为豆制品的豆腐干含有丰富的蛋白质和人体必需氨基酸，同时维生素和矿物质含量也较高，还有大豆异黄酮等。又如，番茄和青花菜搭配，也是很好的选择。

果香秀 很多人买回蔬菜之后，因为担心其表面有农药，都喜欢将其放在水中或盐水中浸泡半小时左右。这个方法有利于食品安全吗？

蔬东坡 蔬菜一般用清水浸泡半小时，然后稍加搓洗就能够起到很好的去农药残留的作用。如果使用专用的果蔬洗涤剂，浸泡时间可以控制在 20 分钟左右，最后温水冲洗，也能起到去除农药残留的作用。并不是浸泡蔬菜时间越长，去除农药残留的效果越好。农药残留在蔬菜中的有害物质主要是有机氯和有机磷，有机磷在水中容易分解，浸泡时间久会使有机磷在水中形成一定的浓度，蔬菜相当于再次吸收了残留农药。所以浸泡时间一般以半小时左右为宜。

茶茗媛 各种蔬菜干货的营养价值高，有禁忌人群吗？所有人都适合吃蔬菜干货吗？

蔬东坡 各种蔬菜干货的营养价值高，但不能忽视的是，它们也有禁忌人群。黑木耳是一种天然抗凝剂，也正因为如此，有出血倾向的病人不宜食用黑木耳，比如手术及拔牙前后。银耳能补脾开胃、养阴清热，适用于老弱妇孺和病后体虚者。但银耳易产生饱胀感，因此消化差的老人要少吃。香菇一般人群均可食用，尤其适宜免疫力低下人群、老年人、高血压和糖尿病患者，但是痛风患者应少吃，因其和紫菜一样属于高嘌呤食物。

茄果类蔬菜

果香秀 茄果类蔬菜包括哪些呢？这类蔬菜主要含有哪些营养物质呢？

蔬东坡 茄果类蔬菜包括番茄、辣椒、茄子等，其富含维生素、矿物质、有机酸等营养物质，并且含有多种生物活性物质，如类胡萝卜素和花青素等重要的功能性成分，使这一类蔬菜产品不仅风味独特、味道鲜美，而且具有较高的营养价值，广受消费者的喜爱。

番茄

鱼美鲜 "菜中之果"是什么呢？

蔬东坡 番茄又名西红柿，富含番茄红素、维生素 C 以及钙、磷、钾、镁、铁、锌等多种元素，因其营养丰富，又有多种功用，被称为"菜中之果"。

油不腻 番茄主要有哪些营养物质呢？

蔬东坡 番茄中的主要生物活性物质包括类胡萝卜素中的番茄红素、β-胡萝卜素和叶黄素，以及一些紫色番茄品种中含有的花青素等。由于人体自身不能合成类胡萝卜素，人体所需的类胡萝卜素均需通过食物摄入。除了新鲜的番茄，番茄制品也是人类膳食中类胡萝卜素的重要来源。

果香秀 番茄是生吃营养还是炒着吃营养呢？

蔬东坡 两种吃法都有营养，只是补充的营养成分不同。番茄生吃是补充维生素 C，炒着吃是补充番茄红素，因为在加热过程中，番茄红素和其他的抗氧化成分含量会逐步增加，并且活性也得到提高。番茄红素的抗氧化能力是维生素 E 的 10 倍左右。

辣　　椒

油不腻　听说辣椒的维生素 C 含量居蔬菜之首位，它主要有哪些营养物质呢？

蔬东坡　辣椒具有很高的营养价值，每 100 克辣椒维生素 C 含量高达 198 毫克，居蔬菜之首位，辣椒中的维生素 B、维生素 PP 以及钙、铁等矿物质含量也很丰富。辣椒中的主要生物活性物质包括辣椒素、类胡萝卜素中的辣椒红素、β-胡萝卜素等。

果香秀　一颗辣椒中到底有多少种维生素？

蔬东坡　辣椒中的维生素种类和含量异常丰富。小小一颗辣椒中，维生素 A、B 族维生素、维生素 C、维生素 E、维生素 K、胡萝卜素、叶酸等维生素全都包括了。刚才说了，辣椒中维生素 C 的含量在蔬菜中占首位，每千克辣椒中含有的维生素 C 的量，相当于茄子的 36 倍、番茄的 9 倍、白菜的 3 倍、白萝卜的 2 倍。每人每天只要吃上 60 克鲜辣椒，就可以满足身体对维生素 C 的需求。

鱼美鲜　辣椒中辣味的来源是什么呢？"辣"是一种味道吗？

蔬东坡　辣椒素是辣椒中的特有物质，是辣椒中的"辣"的来源。"辣"并不算是一种味道，而是对身体灼烧的刺激感，这种刺激感所带来的痛，让身体不得不分泌大量内啡肽来抵制，而内啡肽又会让人产生愉悦的感觉。因此，当痛的刺激慢慢消退，人体内的压力也随之得到了平缓释放。

鱼美鲜　辣椒籽中的必需氨基酸比鸡蛋还多吗？

蔬东坡　辣椒中的蛋白质和脂肪，主要指的是辣椒籽中的蛋白质和脂肪。辣椒蛋白质质量较佳。据分析检测，辣椒籽中含有大量的必需氨基酸，其含量超过鸡蛋中必需氨基酸含量。辣椒果实和辣椒籽中含有大量的脂肪酸，如棕榈酸、亚油酸、亚麻酸、硬脂酸、花生酸等。辣椒脂肪中不饱和脂肪酸含量高，亚油酸、亚麻酸等必需脂肪酸占很大比例，其中亚油酸占油脂总量的 70% 以上。

油不腻 辣椒除了鲜食外，还有哪些用途呢？

蔬东坡 辣椒除了鲜食外，还可以加工成食品和调味品。成熟的辣椒由于含有丰富的胡萝卜素和辣椒红素，也被当作一种日常的食用色素。目前辣椒及辣椒中的辣椒素已被制备成霜剂和膜剂应用于临床，并且取得了较好的疗效。

果香秀 干辣椒是如何制作的？如何识别好的干辣椒呢？

蔬东坡 干辣椒是新鲜红辣椒经过脱水干制而成的辣椒产品，在川菜系列中经常见到，在湖南、东北地区也有越来越多的人喜欢吃。干辣椒主要分熏制和晒制两种。熏制即将一定数量的辣椒把柄扎成一束之后，悬挂于农村土灶头上空，使用草、木烧火所产生的烟雾进行长期熏烤而成。晒制就是天气晴朗时利用太阳直接暴晒而成。而经过化学加工的毒辣椒是用硫黄熏过的，硫黄熏过的干辣椒亮丽好看，没有斑点，正常的干辣椒颜色是有点暗的。用手摸，手如果变黄，是硫黄加工过的。仔细闻闻，用硫黄加工过的辣椒多有硫黄气味。

茄　　子

鱼美鲜 茄子有哪些种类呢？

蔬东坡 从颜色上看，茄子有紫色、黄色、白色和青色 4 种；从形态上看，茄子常见的有 3 种：球形的圆茄、椭圆形的灯泡茄和长柱形的线茄。

茶茗媛 茄子作为为数不多的紫色蔬菜，含有哪些营养物质呢？

蔬东坡 茄子营养丰富，含有多种维生素、矿物质元素，以及膳食纤维、蛋白质、多种生物碱。作为为数不多的紫色蔬菜之一，茄子紫皮中富含其他蔬菜无法相比的花青素及维生素 P。

鱼美鲜 从茄子中摄取的维生素 P 有什么作用呢？

蔬东坡 维生素 P 由柑橘属生物类黄酮、芸香素和橙皮素构成，黄色结晶，溶于乙醇和丙酮。人体自身无法合成维生素 P，因此必须从食物中摄取。维生素 P 能防止维生素 C 被氧化，有增强维生素 C 效果的功能，且在维生素 C 的消化吸收中是不可缺少的物质，因此，在复合维生素 C 中一般都含有维生素 P。营养学家认为，每服用 500 毫克维生素 C 时，最少应该同时服用 100 毫克生物类黄酮，以增强它们的协同作用。

多年生蔬菜

芦　笋

鱼美鲜 听说芦笋的含硒量高于一般蔬菜，它主要含有哪些营养物质呢？

蔬东坡 芦笋含有人体不可缺少的矿物质、氨基酸，还含有丰富的维生素 B、维生素 A、叶酸以及硒、铁、锰、锌等微量元素，尤其是其含硒量高于一般蔬菜。此外，芦笋还含有皂苷类、多糖类及黄酮类等多种生物活性成分，在食品、医药等领域具有广阔的应用前景。

油不腻 有的芦笋粗，有的芦笋细，如何挑选新鲜的芦笋呢？

蔬东坡 一看整体：挑选秆部直立，相对较坚硬且有韧性的芦笋。粗细适中，形状要圆，避开扁平状和有突起的芦笋。粗细最好不要粗过一元钱硬币，越粗的芦笋表示成熟度越高，影响口感。二看顶部：检查顶部花苞，挑选鳞片饱满、紧密，颜色为绿色或紫色的，发黄则是已经变老的特征。三看底部：如果底部很干或者已经开始木质化，说明芦笋已经不新鲜了。做菜之前，想要轻松去除芦笋老掉的根部，只要捏住底部轻轻一掰，芦笋就会在老嫩相交的地方自动断裂。

果香秀 我很喜欢吃芦笋，芦笋保鲜有什么好方法呢？

蔬东坡 新鲜的芦笋最好尽快吃掉，如果需要保存则不要清洗，用湿纸巾将芦笋的尾部包住，放进保鲜袋内，直立放入冰箱冷藏，以防水分流失。

茶茗媛 芦笋好处这么多，想尝试尝试，但市面上芦笋有绿、白、紫三种颜色区分，应该选择哪种呢？

蔬东坡 这三类芦笋各有特色，我们可以根据自己的食用口感偏好以及食用方法来进行选择。一是绿芦笋。绿芦笋是我们最常见的种类，与白芦笋最大的区别在于绿芦笋的种植过程中有光照。充分进行光合作用的绿芦笋与无光照的白芦笋相比，多了叶绿素、维生素、叶酸等。做法：煎炒烹炸都可以。二是白芦笋。因为不能进行光合作用，白芦笋的矿物质、维生素E含量要比绿芦笋更高一些。但白芦笋种植过程相对较麻烦，产量比绿芦笋低，所以价格也会比绿芦笋更贵一些。做法：可制成罐头、西餐。三是紫芦笋。紫芦笋是后来培育出的新品种，口感更嫩，味道偏甜，可以直接当水果生吃。紫芦笋的颜色来自花青素，花青素是一种天然的抗氧化剂。做法：可制成沙拉。

油不腻 今后，我的餐饮菜品中，也可为顾客准备这个菜，芦笋有哪些花样做法呢？

蔬东坡 芦笋质地柔软、肉质鲜嫩，脆甜可口，有特殊芳香味，口感极好，是宴席上的珍馐菜肴，用来清炒、煮汤，都很美味。一是清炒茭白芦笋。这道菜曾经出现在国宴上。芦笋本身营养丰富，和茭白清炒，可谓是"强强联手"。做法：两根茭白洗净切块，一小把芦笋切段。热锅冷油加入茭白、芦笋后翻炒至半熟，再添加适量的盐、味精，炒熟后即可出锅装盘。二是芦笋汤。绿芦笋是深绿色的蔬菜，富含抗氧化物谷胱甘肽、叶酸、硒等。三是凉拌芦笋。

油不腻 如何制作凉拌芦笋呢？

蔬东坡 芦笋1把，大蒜适量，小米椒适量，油少许，盐少许，生抽1～2勺，醋1勺，蚝油1勺，糖2～3克，凉白开2勺。步骤：先烧点开水。芦笋切去老根，大蒜、小米椒切细。水开时滴几滴油。倒入芦笋。加少许盐，烫至变色且稍微变软，捞出过凉水，摆盘。小碗中加入蒜末、小米椒、熟芝麻，倒入烧冒烟的热油。加点生抽、醋、一点蚝油、少许糖，用2勺凉白开拌匀，倒在芦笋上，简单又美味的开胃凉拌芦笋就做好了。

秋　　葵

茶茗媛 秋葵含有哪些营养物质呢？

蔬东坡 秋葵中含有丰富的多糖类物质，其中含有较多的半乳糖、半乳聚糖和果胶，果胶是一种可溶性纤维，不属于人体必需的营养素。

果香秀 秋葵吃起来较黏，是什么原因呢？秋葵怎么吃最有营养呢？

蔬东坡 秋葵吃起来较黏，这是因为其含有多糖物质。多糖含量随秋葵长度增加呈先降后增趋势。其中，长度15厘米以上的秋葵多糖含量最高，但口感差，因此建议选择4～10厘米长的（4～7厘米长最佳，7～10厘米长次之），不仅多糖含量丰富，口感也鲜嫩。秋葵中的多糖易溶于水，不建议切断烹调，最好整根焯水，淋上生抽、香油凉拌吃。

油不腻 在购买秋葵时，应如何挑选呢？

蔬东坡 秋葵的挑选方法有以下几点：一是观察秋葵表面绒毛。新鲜的秋葵，表面都会长有一层小绒毛，挑选秋葵时应注意观察秋葵表面有无绒毛，如果没有绒毛就说明是不新鲜的。二是根据颜色挑选。自然成熟的秋葵颜色为青黄色，如果喜欢吃口感较嫩的秋葵，就可以选择青色占比例较大的秋葵。三是根据长度挑选。秋葵的长度越大，其口感就越不好，所以说我们在选购秋葵时，应该选择长度为10厘米以下的秋葵。四是观察果柄。秋葵是一种不耐存放的食材，若秋葵存放的时间较长，不仅口感会变差，营养物质也会减少，选购秋葵时应选择果柄较为新鲜的。五是感受秋葵的硬度。对于绝大多数蔬菜来说，都可以通过用指甲掐蔬菜的方式来判断它的新鲜程度，用指甲掐秋葵表面，应选择硬度较低的秋葵，这样的秋葵一般不用太大的力气就能掐出水来，但是如果感觉秋葵表面的硬度特别低，甚至已经呈现柔软状，那么就不能购买了，因为它已经不新鲜了。六是根据形状选择。优质的秋葵形状直挺，而且非常饱满，在挑选时应选择这样的，不要选择表面塌陷的秋葵。

茶茗媛 秋葵是夏秋季的高级蔬菜，它有哪些营养物质呢？

蔬东坡 秋葵富含半纤维素、纤维素，其嫩果含有丰富的蛋白质、游离氨基酸、维生素C、维生素A、维生素E和磷、铁、钾、钙、锌、锰等矿物质元素及由果胶和多糖等组成的黏性物质。

鱼美鲜 秋葵有哪些食用方法呢？

蔬东坡 　　秋葵的新鲜嫩果可直接生食，还可炒食、煮汤、凉拌、烧烤、酱渍、醋渍、制泡菜和罐头等多种方法烹饪食用。秋葵既可以单独烹饪，也可以和其他食物一起烹调，如秋葵蒸蛋、虾皮烩秋葵、茄汁秋葵等，还常被用来熬制浓汤或者炖肉。在日本，秋葵常被用来和鱼片凉拌，或者做成秋葵烤鳗鱼拌饭、秋葵寿司卷等。秋葵嫩果还可以干制研粉作为调味料，为食物提供风味，增加黏度和色泽。秋葵的浸膏还可以作为脂肪取代物制作低脂肪巧克力、饼干。

果香秀 秋葵有哪些深加工产品呢？

蔬东坡 　　由于秋葵富含多种营养物质和生物活性物质，适于制作功能性食品及食品添加剂等。秋葵中的黏性物质可作为多种食品的增黏剂，其黏性高于胡卢巴、锦葵和芋头，该黏性物质是包含大量灰分的酸性多糖。当前市场上常见的秋葵加工产品有黄秋葵茶、黄秋葵脆片、黄秋葵食用油、黄秋葵罐头以及速冻黄秋葵等。此外，秋葵花、鲜果冷冻干燥后可当茶饮；秋葵茶是由黄秋葵果实切碎后高温烘干制成，具有近似红茶的汤色和口感；黄秋葵种子高温干燥后粉碎过筛，用热水冲泡，可代替咖啡。

黄 花 菜

茶茗媛 黄花菜有哪些营养物质呢？

蔬东坡 　　黄花菜中的生物活性物质主要有卵磷脂、蒽醌类化合物、类胡萝卜素等。

油不腻 听说有人食用黄花菜后出现中毒症状，该如何正确食用黄花菜呢？

蔬东坡 　　黄花菜鲜甜味美，荤素兼优，菜汤皆宜。可煮熟后凉拌，可素炒，亦可与肉、鱼、鸡、鸭等配合烹饪。新鲜黄花菜中含有一定量的秋水仙碱，进入人体后会引起中毒反应。但秋水仙碱易溶于水，遇热易分解，所以新鲜黄花菜需要采用恰当的烹饪方法：首先用沸水烫漂，然后浸泡，除去汁水后再凉拌或者炒熟。同时，注意每次食用量不超过 100 克。新鲜黄花菜的保存期较短，市场上常常将其脱水干制后长期出售，干制黄花菜中的秋水仙碱已经分解，食用时需先将其在温水中浸泡半小时，再进行烹饪。

鱼美鲜 如何制作黄花菜干呢？

蔬东坡 主要包括以下环节：选料、蒸制、干制。选料时，应选用花蕾充分发育、外形饱满、颜色由青绿转黄、手摸花蕾有弹性、花瓣结实、花蕾咧嘴前 1～2 小时采收的鲜嫩黄花菜为原料，此种原料干制率最高、品质最好。蒸制环节是决定黄花菜质量的一道关键工序，主要利用高温蒸气，快速杀死花蕾组织细胞的活性。尽量保持其营养成分，是蒸制的重要原则。其要点是加速蒸制过程，以免破坏营养。干制可以采用日晒晒干和烘干等方法，日晒晒干可将凉透的花蕾薄薄地摊在晒花架的晒帘上，使其架空以利于水分向四周散发。晒半天后，为了使上下色泽一致、花条粗直、干燥均匀和防止花蕾粘连，可用大小相同的空帘对翻 1 次。未晒干的花尽量不要用手去翻动，以免影响花的质量。一般需日晒 2.5～3 天才能晒干。日晒后，需勤晒、勤翻，并防止雨淋。

瓜 类 蔬 菜

鱼美鲜 瓜类蔬菜有哪些呢？

蔬东坡 瓜类蔬菜包括南瓜、冬瓜、黄瓜、西瓜、甜瓜、丝瓜、苦瓜等。瓜类蔬菜在中国的栽培历史悠久，种类繁多，营养丰富。

南 瓜

茶茗媛 为什么说南瓜全身是宝呢？

蔬东坡 南瓜根、茎、叶、花、果实、种子、蒂无一不能派上用场，可谓是全身是宝、功能齐全的多面手。南瓜富含有多种营养物质，每 100 克南瓜鲜果肉中含维生素 C 2.46～25.8 毫克、维生素 E 1.4 毫克、钙 50.67 毫克、磷 60.70 毫克、镁 23.90 毫克、锌 1.35～3.10 毫克、铬 0.57～2.09 毫克。此外，每 100 克南瓜鲜果肉中含干物质 2.83～21.9 克、淀粉 0.413～9.37 克、可溶性糖 2.81～7.52 克、蛋白质 1.6～1.9 克、脂肪 0.2 克、膳食纤维 0.25～8.09 克。南瓜中含有 18 种氨基酸，包括苏氨酸、缬氨酸、蛋氨酸、异亮氨酸、苯丙氨酸、赖氨酸、色氨酸等人体必需氨基酸，其中每 100 克鲜样中含瓜氨酸达 20.9 毫克。

果香秀 有时候买回的南瓜不好吃，就直接丢掉了，如何挑选又甜又粉的南瓜呢？

蔬东坡 如何挑选到又甜又粉的南瓜，有以下几个小诀窍：南瓜皮越粗糙越好；用手指甲掐皮掐不入；外皮与黄色的肉之间有明显的青筋；瓜蒂越小越好。

鱼美鲜 南瓜要不要削皮吃呢？

蔬东坡 南瓜皮是可以吃的，对身体的健康也是很有帮助的。在河南等省，人们有煮南瓜粥的习惯。但注意要挑选无疤痕、无黑斑、表面光滑干净的新鲜南瓜，而且一定要清洗干净皮上的脏东西后才可以带皮烹饪。

冬 瓜

茶茗媛 冬瓜主要富含哪些营养物质呢？

蔬东坡 冬瓜含有丰富的维生素、矿质元素、糖类以及蛋白质等营养物质。每 100 克新鲜冬瓜中含有维生素 B_1 0.01 毫克、维生素 B_2 0.01 毫克、烟酸 0.3 毫克、维生素 C 18 毫克、维生素 E 0.08 毫克。此外，冬瓜中富含矿质元素，每 100 克新鲜冬瓜含钾 78 毫克、钠 1.8 毫克、钙 19 毫克、镁 8 毫克、铁 0.2 毫克、锰 0.03 毫克、锌 0.07 毫克、铜 0.07 毫克、磷 12 毫克、硒 0.22 微克。其含钾量显著高于含钠量，属于典型的高钾低钠型蔬菜。此外，每 100 克新鲜冬瓜中含有糖类 1.9 克、蛋白质 0.4 克、脂肪 0.2 克。冬瓜中富含鸟氨酸、γ-氨基丁酸、天冬氨酸、谷氨酸、精氨酸。冬瓜中的膳食纤维含量很高，每 100 克中含膳食纤维约 0.7 克。冬瓜中含有较多具有显著生理活性的成分。瓜肉、瓜皮、瓜瓤中含有丙醇二酸、胡卢巴碱等多种生物活性物质。瓜皮含有蜡质苷、树脂，口服有利尿作用。瓜子中含油 14%，其中甘油三酯的含量为 72%～96%，所含主要脂肪酸为亚油酸、油酸、硬脂酸等。

鱼美鲜　冬瓜要不要削皮吃呢？

蔬东坡　不要，冬瓜皮含丰富的营养物质。冬瓜皮既含有多种挥发性成分、三萜类化合物、胆固醇衍生物，又含有维生素 B_1、维生素 C、烟酸、胡萝卜素等矿物质和微量元素。吃冬瓜时不应削去冬瓜皮，最好连皮一起炖。

黄　　瓜

果香秀　市场上黄瓜有很多种类，如何挑选新鲜好吃的黄瓜呢？

蔬东坡　市场上常见的黄瓜种类有华北型和华南型两种，华北型黄瓜外皮深绿色，皮薄，果实细长，刺密而多；华南型黄瓜外皮为浅绿色，有些带有深绿色竖条纹，皮较厚，果实短粗，刺较稀疏。要挑选鲜嫩的黄瓜，一看个头，个头太大的黄瓜一般比较偏老。二看瓜刺，新鲜黄瓜的瓜刺轻轻一摸就会碎断，如果瓜刺已经失水变硬，甚至已经没有瓜刺了，说明黄瓜老了，或者经过了一段时间的贮藏。三看瓜条，要挑选瓜条直、瓜把短的黄瓜，不要购买畸形瓜，弯曲的黄瓜可能是施用激素导致其营养不均，或者培育过程中没有及时供给水分，会影响其口感。四看瓜色，华南型黄瓜贮藏后果皮颜色易变黄。五看顶花，顶部带花，而且稍微一碰会脱落的是非常新鲜的黄瓜。由于顶部的花非常容易脱落，所以不带花的也不一定不新鲜。实际上，正常成熟的黄瓜，花朵会自然脱落，花顶会收缩留下一个疤痕，顶端呈自然流线型。如果黄瓜成熟了，花还在黄瓜上，而且非常结实，或者黄瓜顶突出来的小疙瘩像个小帽子一样，这样的黄瓜可能施用过激素，最好不要买。

茶茗媛　黄瓜作为一种大众蔬菜，在食用上有什么特别的注意事项吗？

蔬东坡 黄瓜含有丰富的营养物质和生物活性物质，但其偏寒，所以脾胃虚寒、久病体虚者宜少食，否则易致腹痛吐泻。患有呼吸系统慢性病者，尤其是老年人宜少食黄瓜。黄瓜最好不与富含维生素 C 的食物，如辣椒、芹菜、苦瓜等搭配食用，因黄瓜中含有维生素 C 分解酶，日常鲜食后，维生素 C 分解酶保持一定的活性，会促进维生素 C 的分解。

米小颜 有些黄瓜的蒂部有苦味，请问是什么物质导致的？是否能食用？

蔬东坡 黄瓜有苦味是由三萜化合物葫芦素导致的，葫芦素是一类高度氧化的四环三萜化合物，苦是这类化合物最显著的特点，因此，葫芦素也被称为苦味素。黄瓜苦味素可以食用。

西　瓜

果香秀 西瓜有哪些营养物质呢？

蔬东坡 西瓜的营养十分丰富。西瓜含有的主要营养物质为糖，含糖量的高低是西瓜最基本的品质指标。另外，西瓜还含有丰富的维生素、矿物质、瓜氨酸、番茄红素、类胡萝卜素 L-瓜氨酸等营养成分，其中番茄红素、类胡萝卜素、L-瓜氨酸等成分是西瓜中的主要生物活性物质。

油不腻 西瓜除了鲜食外，还有哪些用途呢？

蔬东坡 西瓜除鲜食外，还可加工成各种冷饮和食品。西瓜皮还可以切片、切丝用于做菜。

丝　瓜

鱼美鲜 丝瓜主要有哪些营养物质呢？

蔬东坡 丝瓜是一种很好的食物。丝瓜含有甾醇三萜及皂苷类、黄酮类等化合物和多种化学单体等药用成分。丝瓜所含的皂苷类物质、丝瓜苦味质、黏液质、木胶、瓜氨酸、木聚糖和干扰素等营养元素对机体的生理活动十分重要。

茶茗媛 丝瓜有哪些食用方法呢?

蔬东坡 丝瓜清香微甜,鲜嫩可口。夏季食用可以爽口开胃、祛暑清心。丝瓜的食用方法有很多,既可作主料,也可作辅料,可炒、可烧、可凉拌(先用沸水焯过)。清代薛宝辰在《素食说略》中称丝瓜"嫩者切片,以香油、酱油炒食,或以水焯过,香油、醋拌食,均佳"。丝瓜制作汤羹,以汤清、羹薄为佳,可保持丝瓜的独特清香。在烹调丝瓜菜肴时,油不宜过重,最好不要着色,以保留其色泽碧绿、口味清淡的本色。

油不腻 目前,市面上常见的丝瓜有哪些种类?如何挑选鲜嫩的丝瓜?

蔬东坡 丝瓜的种类较多,常见的丝瓜有两种:线丝瓜和胖丝瓜。线丝瓜细而长,购买时应挑选瓜形挺直、大小适中、表面无皱、水嫩饱满、皮色翠绿、不蔫不伤者为好。胖丝瓜相对较短,两端大致粗细一致,购买时应挑选皮色新鲜、大小适中、表面有细皱,并附有一层白色绒状物,无外伤者为佳。丝瓜爽滑鲜甜,香嫩爽口。

苦 瓜

鱼美鲜 苦瓜主要有哪些营养物质呢?

蔬东坡 苦瓜全身是宝,各地都有其根、茎、叶、花、果及种子的药用记载。苦瓜中含有苦瓜多糖、苦瓜素、植物胰岛素、苦瓜皂苷、黄酮类化合物、生物碱等生物活性成分。

油不腻 苦瓜有哪些食用方法?

蔬东坡 苦瓜性凉,爽口不腻,在夏季食用倍感凉爽舒适。如将苦瓜泡制成凉茶在夏日饮用,可使人顿觉暑清神逸,烦渴皆消。苦瓜虽苦,但它绝不把苦味传给"别人",如用苦瓜烧鱼、焖鱼,鱼块绝不沾苦味,所以苦瓜又有"君子菜"的别称。苦瓜的食法不多,主要有炒、凉拌和做汤几种,如苦瓜炒肉丝、干煸苦瓜、酿苦瓜和凉拌苦瓜等。

油不腻 部分消费者在烹饪前喜欢将苦瓜的苦味去掉，有什么诀窍吗？

蔬东坡 常见的除去苦瓜苦味的方式有以下三种：第一种，先把苦瓜切开，然后将里面的瓜子取出扔掉。去除瓜子以后会看到苦瓜里面有一层白色的膜，把这层白色的膜去掉会去除一部分苦味。第二种，切好的苦瓜可以撒盐腌渍一会儿，过一段时间后滤掉盐水，可以减弱苦味。第三种，将苦瓜切片后用开水烫过一遍，再经过冷水漂洗，苦瓜就没了苦味，但其中不耐热的营养物质也没了，所以并不提倡用高温法处理苦瓜。

茶茗媛 苦瓜的苦味是一种什么物质？

蔬东坡 苦瓜的苦味物质的主要成分是苦瓜皂苷，是苦瓜中特有的一种物质。适量吃一些苦瓜，可以有效吸收苦瓜中的苦瓜皂苷，降低血管内胆固醇的含量，而且苦瓜皂苷可以有效地帮助身体内糖分的代谢。苦瓜皂苷还可以促进肠道蠕动，排出身体内的宿便。

绿　叶　蔬　菜

油不腻 绿叶蔬菜主要包括哪些呢？

蔬东坡 绿叶蔬菜主要包括莴苣、芹菜、菠菜、茼蒿、芫荽、苋菜、蕹菜等。绿叶蔬菜产品不仅风味各异，而且富含维生素、矿物质等营养物质，以及黄酮类、类胡萝卜素、植物甾醇等多种重要生物活性物质，营养价值高。

莴　苣

果香秀 莴苣主要有哪些营养物质呢？

蔬东坡 莴苣中含有天然的叶酸；叶用莴苣茎叶中含有莴苣素；莴苣含有甘露醇等有效成分；莴苣中含有倍半萜内酯类化合物和"干扰素诱生剂"。此外，叶用莴苣中含有多种化学成分和有益物质。莴苣中主要活性物质包括多酚、萜类化合物、类胡萝卜素等。

鱼美鲜 莴苣有哪些种类？分别有哪些食用方法呢？

蔬东坡 莴苣有很多种类，依据食用部位的不同，可以分为叶用莴苣和茎用莴苣两大类。我们常称叶用莴苣为生菜，其叶片较大，生食或熟食均宜；茎用莴苣即莴笋，其茎肥大如笋，肉质细嫩。生菜可以做沙拉；可以炒着吃，如蚝油生菜；可以做汤，如和豆腐搭配做汤，营养丰富。莴笋质地脆嫩，味道鲜美。食用方法多种多样，可以炒食、凉拌，或做成汤菜，还可以用来做爽口泡菜或酱菜。著名的扬州酱菜就以莴笋作为原料之一。莴笋的嫩茎可以切丝、切片或切块，与多种荤菜、素菜搭配烹饪，如莴笋木耳炒肉片、莴笋炒平菇。凉拌莴笋时可以将原料用水焯一下，但一定要注意焯水时间。时间过长会使莴笋变得绵软，失去清脆口感，水开后下锅焯半分钟即可捞出。也可不焯，直接加调味料凉拌，这样即能保证口感清脆，还能最大限度地保留其中的水溶性维生素。莴笋虽然是茎用莴苣，但叶子其实也可以食用，它的叶子还有一个好听的名字叫"凤尾"，它可以炒食、做汤或凉拌，烹饪过程中只需放少量盐即可，这样能保留其清香味。

芹　　菜

茶茗媛 芹菜主要含有哪些营养物质呢？

蔬东坡 芹菜性凉，除了含有丰富的维生素、蛋白质、纤维素等多种营养成分外，其茎、叶和种子中还含有多种挥发油化合物、黄酮类物质、不饱和脂肪酸等具有生理活性的物质，具有清新香味。芹菜中分离的具有生物活性的物质主要包括黄酮类物质、挥发油类化合物、香豆素等多种成分。黄酮类化合物是芹菜中最重要的次生代谢产物，大多以糖苷形式存在。目前从芹菜中分离出了多种黄酮类物质，包括芹菜素、木樨草素、山奈酚、异鼠李素、槲皮素等，尤其是芹菜素，相比于其他物种含量较高。

果香秀 人们在食用芹菜时常常摘除其老叶，芹菜的老叶到底该不该扔掉呢?

蔬东坡　大多数人在择菜时常常摘除芹菜的老叶，留嫩茎叶食用，因为老叶的口感不好。但是扔掉的老叶中营养物质的含量比嫩茎叶高很多，扔掉未免可惜。其实只要有恰当的烹饪方法，芹菜老叶也能变得美味。比如可以将芹菜叶与肉馅混合用于包饺子，也可以焯水后与豆腐干凉拌，还可以洗净切碎后与鸡蛋混匀煎制，煎出的鸡蛋鲜嫩可口，带有芹菜叶的清香。

菠　菜

油不腻　菠菜主要含有哪些营养物质呢?

蔬东坡　最新药理研究表明，菠菜叶中含有一种类胰岛素物质，其作用与胰岛素非常相似。菠菜中有丰富的化学成分，具有较强的药理活性，且含有一类天然抗氧化物质体系，主要包括黄酮类化合物，还含有甾体类、类胡萝卜素等多种生物活性物质。

鱼美鲜　为什么菠菜在吃之前要用热水焯呢?

蔬东坡　菠菜含有高含量的草酸，草酸会妨碍人体对钙质的吸收，所以菠菜在吃之前都要先经过焯水，这样可以释放出大量的草酸，还能去除苦涩味，菠菜的营养也能更好地被人体吸收。虽然焯水会流失一部分的营养，但不会完全失去营养价值，而且菠菜中的钙、铁、胡萝卜素和维生素等微量元素等不会因为焯水而损失，所以不用太担心焯水会损失营养，反而焯水后的菠菜会释放大量草酸，吃起来会更加健康。

鱼美鲜　菠菜焯水时要注意什么呢?

蔬东坡　菠菜焯水要用沸水，焯的时候可以在锅里加入一些植物油，这样既可以减少菠菜营养成分的流失，又能保持菠菜青绿鲜艳的色泽，而且吃起来口感会更加鲜嫩。菠菜的根、茎和叶子要分开焯，先焯根、茎，再焯叶子，焯叶子的时间控制在30秒左右，避免把菠菜焯老了，焯水完后的菠菜要迅速放入冷水中过凉，以保持菠菜颜色的翠绿。

茼 蒿

茶茗媛 茼蒿主要含有哪些营养物质呢？

蔬东坡 茼蒿主要含有黄酮、酚酸、植物甾醇、生物碱、萜类和甘油二酯糖苷类化合物等活性物质，其中黄酮类和酚酸类物质是茼蒿提取物中的主要成分，也是茼蒿发挥植物抗氧化作用和化感作用的主要物质基础。

芫 荽

油不腻 芫荽主要含有哪些营养物质呢？

蔬东坡 芫荽是常用的药用植物之一，其根、茎、叶和果实均可以入药。芫荽鲜叶富含挥发油成分、黄酮类和多酚类物质，而芫荽籽中也含有多种活性成分，包括挥发油成分、甾醇类、脂肪酸和母育酚等。

苋 菜

鱼美鲜 苋菜主要含有哪些营养物质呢？

蔬东坡 苋菜营养丰富，每 100 克可食苋菜鲜品中含维生素 B_1 0.04 毫克、维生素 B_2 0.13~0.16 毫克、维生素 C 28~38 毫克、维生素 E 1.54 毫克、磷 46 毫克、钾 577 毫克、钠 23 毫克、镁 87.7 毫克、氯 160 毫克、锌 0.64 微克、烟酸 0.3~1.1 毫克。特别是苋菜叶富含易被人体吸收的钙质，每 100 克苋菜叶中含钙质高达 180 毫克，含铁3.4~4.8 毫克、糖类 3.3~5.4 克、膳食纤维 0.8 克，每 100 克可食苋菜鲜品中含蛋白质 1.8 克。

米小颜 为什么有些苋菜煮出来的汤是红色的呢？

蔬东坡 花红苋和红叶苋的根、茎、叶中富含一种由酮类和醌类衍生的次生代谢产物——苋菜红色素，该色素与花色素苷不同，属于甜菜素类中甜菜红素亚型的生物色素。苋菜红色素是苋菜中最主要的活性成分物质。

蕹　　菜

果香秀　蕹菜主要含有哪些营养物质呢？

蔬东坡　蕹菜含有多种维生素（包括维生素 A、维生素 B、维生素 C、维生素 E、维生素 U），以及丰富的钙、膳食纤维，并含有 8 种人体必需氨基酸。每 100 克蕹菜茎叶含维生素 B_1 0.06 毫克、维生素 B_2 0.24 毫克、维生素 B_3 1.0 毫克、维生素 C 28 毫克。蕹菜中还含有丰富的矿物质，每 100 克新鲜茎叶中含钙 100 毫克、铁 4 毫克、磷 37 毫克、钾 600 毫克、钠 9 毫克、镁 40 毫克、锌 0.6 微克，其钙含量约是番茄的 12 倍。此外，每 100 克蕹菜中含糖类 3.0 克、蛋白质 2.3 克、总氨基酸 9.2 毫摩尔、脂肪 0.3 克。

油不腻　蕹菜还有其他更常见的名字吗？有哪些食用方法呢？

蔬东坡　蕹菜即我们常说的空心菜。蕹菜爽脆滑嫩，非常可口，凉拌、素炒、荤炒、做汤均可，也有人用它做泡菜。常见的菜肴有清炒蕹菜、蕹菜木槿鸡蛋汤、蕹菜肉片等。

茶茗媛　俗话说，"三天不见青，两眼冒金星"，没想到绿色蔬菜有那么多的营养价值，我们采购的绿叶蔬菜如何清洗才能保证安全呢？

蔬东坡　你提到的绿叶蔬菜的安全应该是指农药残留。许多人习惯将买回家的蔬菜浸泡在水中，一泡就是一两个小时，以为浸泡时间越长，残留农药就去得越干净，其实这种方法并不科学。长时间浸泡，对于去除残留农药起不到多大作用。在绿叶蔬菜浸泡过程中，不妨加入少许食盐或碱粉，浸泡 15 分钟左右后，再用清水冲洗。

果香秀　夏季如何保鲜绿叶蔬菜呢？

蔬东坡　绿叶蔬菜买回后适合竖着放而不是平放，绿叶蔬菜竖着放，其叶绿素、水分、维生素等比平放时保存得更好。蔬菜也不宜切开存放，蔬菜切开后，营养素会快速流失，还容易氧化，同时增加了微生物入侵的机会，容易造成变质腐烂。绝大部分绿叶蔬菜喜凉，适宜存放在0～5℃环境中，可放入冰箱冷藏室保鲜。冰箱存放蔬菜时，可选择较薄的保鲜袋，将新鲜完好的蔬菜放入保鲜袋中，并用针在袋上扎几个小洞，然后将塑料袋封口。

葱 蒜 类 蔬 菜

鱼美鲜　葱蒜类蔬菜包括哪些呢？它们有什么共同的特点呢？

蔬东坡　葱蒜类蔬菜主要包括大蒜、韭菜、大葱、洋葱、韭葱、薤等，葱蒜类蔬菜营养丰富，含有维生素、矿物质（如硫、磷、铁、锗、硒等）、糖类和蛋白质等，是一类营养价值较高的蔬菜，其乳汁管细胞中含有白色油脂性液体——硫化丙烯类化合物，是解腥调味的佳品。除鲜食外，葱蒜类蔬菜还可腌渍或脱水加工等，产品丰富多样。

大　　蒜

果香秀　大蒜主要含有哪些营养物质呢？

蔬东坡　大蒜中主要的生物活性物质是大蒜素以及大蒜多糖等杀菌抗氧化成分。

油不腻　大蒜在食用上有哪些注意事项或饮食禁忌呢？

蔬东坡　第一，大蒜不要空腹食用。第二，不要长期大量食用。大蒜中含有能使结肠变硬的物质，长期大量食用会使肠蠕动功能减弱，引起便秘。另外，大蒜在杀死有害病菌的同时也会杀死有益菌。每天食用1～3瓣即可。第三，大蒜最好生吃。大蒜中的蒜素不耐热，遇热后分解。生吃以切碎或捣成泥为佳。

韭　菜

果香秀　韭菜主要含有哪些营养物质呢?

蔬东坡　韭菜的营养价值很高,每 100 克可食用部分含维生素 B_2 0.05～0.8 毫克、烟酸 0.3～1 毫克、维生素 C 10～62.8 毫克、糖类 2.4～6 克、蛋白质 2～2.85 克、脂肪 0.2～0.5 克、纤维素 0.6～3.2 克。韭菜含的矿物质元素也很多,每 100 克可食用部分含钙 10～86 毫克、磷 9～51 毫克、铁 0.6～2.4 毫克。

鱼美鲜　韭菜怎么吃最好呢?

蔬东坡　韭菜有多种吃法,可作主料单炒;可作配料与鸡蛋、肉丝爆炒;可作面点小吃的馅料。需要提醒的是,韭菜不可生吃。另外,韭菜与菠菜一起吃容易腹泻,与白酒同食易引起胃炎、溃疡病发作,与牛肉同食易致牙龈炎症。韭菜炒核桃仁:韭菜 40 克,核桃仁 100 克,杏仁 10 克。锅中倒入适量芝麻油,加入以上三种材料,加入适量盐炒熟即可食用。

洋　葱

茶茗媛　洋葱主要含有哪些营养物质呢?

蔬东坡　洋葱含有较多的蛋白质、糖类、维生素和多种矿物质。近几年,已相继开发出洋葱黄酮胶囊、洋葱方便面等产品。目前,洋葱的粗加工产品主要有脱水洋葱片、洋葱酱、洋葱醋、洋葱弹力香肠、洋葱酸奶、洋葱功能饮料、洋葱多糖钙;深加工产品主要以洋葱黄酮、洋葱多糖和洋葱精油的提取为基础。洋葱含有丰富的生物活性物质,如硫化物、黄酮类化合物、苯丙素酚类化合物,以及前列腺素类化合物等。

果香秀　市场上的洋葱有黄皮的、紫皮的,还有白皮的,它们有什么差别?我该如何选择呢?

蔬东坡　黄皮类型属中熟或晚熟,肉质白里带黄,细嫩柔软,甜而稍带辣味，水分较少，品质好，休眠期长，耐贮藏。紫皮类型属晚熟，肉质不如黄皮的细嫩，水分较多，质地较脆，辣味重，耐贮藏性较差。白皮类型为早熟种，鳞茎较小，产量较低，肉质柔嫩，容易发芽，不耐贮藏。我们可以根据不同的烹饪方法进行选择：紫皮洋葱肉质辛辣味强，适合炒或做沙拉，比如紫洋葱拌木耳；黄皮洋葱肉质微黄，柔嫩细致，味甜，辣味居中，适合生吃或者蘸酱吃；白皮洋葱肉质柔嫩，水分大，甜度高，长时间烹煮后有黄金般的色泽及丰富的甜味，比较适合烘烤或炖煮。

鱼美鲜 洋葱在饮食上有哪些注意事项？

蔬东坡 洋葱滋味丰富、能储耐放。它的食用方法多样，既能作调味料，又能单独成菜。因此，洋葱是每家每户都吃的大众菜。买洋葱的时候，要买那种在手里掂起来很沉，表皮干燥、紧实，没有擦伤，也闻不到味道的。买回来的洋葱要放在低温、干燥、黑暗且通风良好的地方。千万不要把洋葱放在塑料袋里——这样本来耐放的洋葱很快会腐烂。

果香秀 切洋葱时有哪些注意事项？

蔬东坡 切洋葱时，里面的硫化物就会发生反应，呛得人直流眼泪。教大家一个简单的办法：洋葱放在冰箱里 10～15 分钟后再切。另外，用越锋利的刀切，洋葱呛人的机会就越小。此外，还要最后切根部，因为根部的硫化物含量最高。

藠 头

茶茗媛 藠头有哪些挑选方法和制作技巧呢？

蔬东坡 藠头在南方比较常见，尤其是在湖南、湖北、江西、江苏等地，湘菜尤其爱用藠头。不过很多时候大家不认识，以为吃的是青蒜或者香葱。除了深冬之外，其他季节藠头都比较常见。购买挑选时注意选择比较洁白晶莹的藠头，尤其白色根部位置比较肥厚的为佳，因为藠头的营养价值在于白色的部分。在北方买到的藠头，大多是腌制好的酸甜藠头，只有藠头的圆形白色根部。在南方会取圆形根部或者整截白色的藠头梗，切碎了烹炒。

常见的搭配就是薤头炒腊肉、薤头炒腊肠等，充分结合野菜和腊菜香味。

白 菜 类 蔬 菜

果香秀 白菜类蔬菜包括哪些呢？

蔬东坡 白菜类蔬菜包括大白菜、小白菜和菜心等，其不仅富含多种维生素、矿物质、碳水化合物、蛋白质和膳食纤维，而且含有芥子油苷、类胡萝卜素和黄酮类化合物等多种功能性成分。

大 白 菜

鱼美鲜 大白菜主要有哪些营养物质呢？

蔬东坡 大白菜，又名结球白菜，是我国人民非常熟悉并喜食的蔬菜。在北方地区，素有"一季种植，半年供应"的美称。大白菜营养丰富，荤素皆宜，味道清新可口，富含多种人体必需的营养物质，有"天下第一菜"的美誉。大白菜口感鲜嫩，含水量高，含有多种维生素、矿物质、蛋白质、脂肪以及膳食纤维等营养成分，还富含芥子油苷、类胡萝卜素、黄酮类物质等生物活性物质。

油不腻 白菜是最常见的蔬菜，也是北方冬天的主要蔬菜，它有哪些特色的烹饪方法呢？

蔬东坡 俗话说："百菜不如白菜。"大白菜在人们心目中的地位不可取代。它清淡可口，滋味鲜美，无论炒、蒸、涮、凉拌，还是腌制，都可做成美味佳肴。下边介绍几种特色的白菜吃法。一是酸辣白菜，它集酸、甜、咸、辣于一体，酸辣爽口，红白相见，色、香、味俱全。白菜洗净切条，与红辣椒丝一起焯水 2 分钟，捞出晾凉，先铺一层白菜在盆底，撒一些白糖和细盐，浇一点醋，放几根辣椒丝，这样往上逐次将白菜铺完，用重物压 2～3 小时即可食用。二是大白菜卷，有荤素两种，即将不同食材搅碎混匀调味作为馅料，将白菜叶焯水，过冷水再挤干水分，将馅料抹在菜叶上，然后卷成约 3 厘米长、2 厘米粗的菜卷，上屉蒸熟，汤汁倒出调味，大火勾芡收汁，淋上香油浇到菜卷上即可。

鱼美鲜 大白菜在饮食上有哪些注意事项呢？

蔬东坡 大白菜是中国的特色菜，烹调方法多样，特别是同鲜菇、火腿、虾米、肉、栗子等同烧，可以做出很多特色风味的菜肴，故有"百菜"之称，不过也有一些需要注意的事项。比如隔夜的熟白菜和未腌透的大白菜不宜食用，因为二者都会产生亚硝酸盐。对于气虚胃冷的人，不宜多吃白菜，以免恶心吐沫。若吃多了，可用生姜解之。

小　白　菜

果香秀 小白菜主要含有哪些营养物质呢？

蔬东坡 小白菜是常见的叶菜类蔬菜，在我国和世界范围内栽培广泛。小白菜品种繁多，栽培容易，生长周期短，可周年供应，从 4～5 片叶的幼苗到成株均可食用，在人们日常生活中占有重要的地位。小白菜营养丰富，含有多种维生素、矿物质、碳水化合物、蛋白质、膳食纤维、芥子油苷、类胡萝卜素、黄酮类化合物等成分，部分紫色品种还富含花青素。

鱼美鲜 小白菜在饮食上有哪些注意事项呢？

蔬东坡 小白菜食用方式多样，炒、煮、熬、蒸均可，但烹饪时间不宜过长，以免营养流失。小白菜做成的菜肴不宜隔夜食用。小白菜烹饪后容易受到微生物的侵袭，有些微生物会将菜里本身含有的硝酸盐变成亚硝酸盐。

菜　　心

果香秀 菜心主要含有哪些营养物质呢？

蔬东坡 菜心富含钙、铁、维生素 A、维生素 C 等多种营养成分。

鱼美鲜 食用菜心时要注意什么呢？

蔬东坡 菜心折断洗净，水烧开后，焯至变色，大约 30 秒后取出，用冷水过滤去除水分后便可炒制食用，清炒、蒜蓉均可。菜心烹饪的时间不宜过长，以免口感不佳、营养流失。

甘 蓝 类 蔬 菜

油不腻 甘蓝类蔬菜主要包括哪些？有哪些共同的营养物质呢？

蔬东坡 甘蓝类蔬菜包括花椰菜、青花菜、芥蓝、结球甘蓝等。甘蓝类蔬菜富含维生素、矿物质和蛋白质等营养成分，并且含有多种生物活性物质（如芥子油苷等重要的功能性成分），使这一类蔬菜产品不仅风味独特，而且具有较高的营养价值。

花 椰 菜

茶茗媛 花椰菜主要含有哪些营养物质呢？

蔬东坡 花椰菜营养丰富，含有丰富的维生素 A、维生素 B、维生素 C、维生素 E、维生素 U、碳水化合物、膳食纤维、蛋白质、脂肪以及钙、磷、铁等矿物质等。新鲜花椰菜中维生素 C 的含量居十字花科蔬菜之冠，相当于大白菜的 4 倍、番茄的 8 倍、芹菜的 15 倍；其维生素 B_2 的含量是大白菜的 2 倍。花椰菜中含有较多的维生素 A、维生素 E 和维生素 K。

鱼美鲜 花椰菜在食用上有什么注意事项呢？

蔬东坡 目前，市场上常见的是白色的花椰菜。首先，在挑选时，颜色发深或者有黑点的花椰菜，已经不新鲜了，不适宜食用。花球紧实、周边没有散开的比较好。清洗时，先准备一盆淡盐水，浸泡花椰菜十分钟左右，然后把泡好的花椰菜放到洗菜篮子中，用清水清洗 2~3 遍即可。烹饪时，花椰菜不建议与猪肝一起食用，这是因为花椰菜中含有大量纤维素，纤维素中的醛糖酸残基可与猪肝中的铁、铜、锌等微量元素形成螯合物而降低人体对这些元素的吸收。

青 花 菜

果香秀 青花菜主要含有哪些营养物质呢?

蔬东坡 青花菜中的主要生物活性物质有芥子油苷、类胡萝卜素以及多酚等。此外,青花菜还含有丰富的泛酸和一定量的类黄酮物质。

油不腻 青花菜粉是什么呢? 它有哪些用途呢?

蔬东坡 青花菜花蕾可经加工制作成青花菜粉,既保持较高的营养价值,又便于贮藏和运输。青花菜粉可以加入面粉中加工成面条、馒头、面包等食品,也可作为果蔬制品的添加剂。将青花菜粉与茶粉等混合调配,可制得青花菜茶,既提高了青花菜的利用率,又减少了营养物质的流失。

结 球 甘 蓝

鱼美鲜 结球甘蓝有紫色的和绿色的,二者在营养价值上有何不同呢?

蔬东坡 紫色的结球甘蓝和绿色的结球甘蓝的营养成分没有什么区别。它们最主要的区别在于二者颜色不同,紫色的含花青素,绿色的含叶绿素,其他营养成分差别不大。目前,紫色的结球甘蓝除烹饪食用外,还可以用作色素的开发与利用。

油 菜 薹

油不腻 油菜薹含有哪些营养物质呢?

蔬东坡 每100克油菜薹中含蛋白质1.8克、脂肪0.5克、糖类2.3克、粗纤维1.1克、灰分1克、钾210毫克、钠55.8毫克、钙108毫克、镁22毫克、磷39毫克、铁1.2毫克、锰0.23毫克、锌0.33毫克、铜0.06毫克、硒0.79微克、胡萝卜素6.2毫克、硫胺素0.04毫克、核黄素0.11毫克、抗坏血酸36毫克、烟酸0.7毫克等。

芥 菜 类 蔬 菜

果香秀 芥菜类蔬菜主要有哪些呢？

蔬东坡 芥菜类蔬菜包括根用芥菜、茎用芥菜、叶用芥菜、薹用芥菜等。芥菜类蔬菜营养价值较高，富含维生素 C、芥子油苷、多种氨基酸及钙、铁、磷、锌等微量元素，还有一种特殊的鲜香味。

榨 菜

油不腻 榨菜在饮食上有什么注意事项呢？

蔬东坡 榨菜属于加工类食品，各类人群都应少吃。

雪 里 蕻

鱼美鲜 雪里蕻在腌制过程中会产生亚硝酸盐吗？饮食上有什么禁忌吗？

蔬东坡 不仅雪里蕻，其他腌渍加工品的腌制时间同样不宜过短，因为菜里的硝酸盐在微生物作用下会产生亚硝酸盐，食用含量高的亚硝酸盐食物会引起中毒，而伴随着腌制时间的增长，亚硝酸盐的含量逐渐减少。故腌制雪里蕻至少需要 20 天，切忌腌 1~2 天后便食用。腌制好的雪里蕻香气浓郁，口味鲜美，但腌制过程中大部分维生素被破坏，不宜偏食，食用时应注意配合多吃富含维生素 C 的蔬菜或水果。雪里蕻中含有大量粗纤维，不易消化，小儿或老人不宜多食。

根茎菜类蔬菜

茶茗媛 根茎菜类蔬菜有哪些呢？

蔬东坡 根茎菜类蔬菜营养丰富，主要包括萝卜、芜菁、芦笋、牛蒡、根甜菜等，不仅富含维生素、矿物质、糖、淀粉等多种营养物质，还含有花青素、木质素、类胡萝卜素，以及绿原酸、咖啡酸等多酚类、菊糖类成分。

萝　卜

油不腻　俗话说："冬吃萝卜夏吃姜，不要医生开药方。"萝卜主要含有哪些营养物质呢？

蔬东坡　我国萝卜种植已有千年历史，萝卜在民间素有"小人参"的美称，"冬吃萝卜夏吃姜"，指的是冬季的时令蔬菜——白萝卜，它是非常好的一种养生食材。萝卜营养丰富，主要营养成分包括维生素C、可溶性糖、蛋白质、粗纤维等。萝卜所含热量少，膳食纤维多，易产生饱胀感。

果香秀　青萝卜与白萝卜在营养价值上有什么区别呢？

蔬东坡　青萝卜主要是指中国萝卜中的绿皮萝卜，青萝卜除埋入土里部分外其他部分通体全绿。与白萝卜相比，青萝卜含有非常可观的花青素。萝卜肉质根皮色和肉色呈现不同的颜色，是由于花青素积累引起色素沉积差异而导致的。

鱼美鲜　据说，胡萝卜可以安全补充维生素A，它主要含有哪些营养物质呢？

蔬东坡　膳食中添加胡萝卜，可以安全补充维生素A。胡萝卜含丰富的类胡萝卜素，其中橙色胡萝卜中胡萝卜素含量最高。胡萝卜含有丰富的木质素、槲皮素、山奈酚和琥珀酸钾糖化酵素等成分。此外，胡萝卜还含有双歧因子、核酸物质、芥子油、伞形花内酯、咖啡酸、氯原酸、没食子酸等成分。

油不腻　胡萝卜适合生吃还是炒着吃呢？烹饪胡萝卜需要注意什么呢？

蔬东坡　胡萝卜含有的胡萝卜素，是一种脂溶性物质，只有溶解在油脂中，才能在人体的小肠黏膜作用下转变为维生素 A 而被吸收。因此，做胡萝卜菜时，要多放油（胡萝卜很吃油），最好同肉类一起炒。不要生吃，生吃不易被消化吸收，90％的胡萝卜素因不被人体吸收而直接被排泄掉。烹饪胡萝卜的时间要短，以减少维生素 C 的损失。发绿的胡萝卜头，味道苦，应削掉。

牛　蒡

茶茗媛　听说牛蒡含有许多生物活性物质，它主要含有哪些营养物质呢？

蔬东坡　牛蒡是一种营养价值很高的蔬菜，有"蔬菜之王"的美称。在根菜类蔬菜中，其蛋白质和钙含量最高。牛蒡根中还含有大量可以利用的优质膳食纤维，尤其是水溶性膳食纤维，对预防某些疾病及保障人体健康起着极其重要的作用。

鱼美鲜　切牛蒡时，会发现牛蒡很快发褐，在防止褐变方面有什么诀窍吗？

蔬东坡　褐变是食物储存和加工过程中普遍存在的一种颜色变深的状况。蔬菜在加工和烹饪过程中的褐变往往是有害的，不仅影响外观，降低营养价值，而且是腐败、不能食用的标志。茄子、牛蒡等蔬菜中含有绿原酸，辣根中含有儿茶酸，马铃薯、甜菜中含有酪氨酸和绿原酸，蘑菇中含有酪氨酸，这些物质都会因多酚氧化酶而产生激烈的褐变。常见的防止褐变的方法有：第一，牛蒡在剥皮或切的过程中，放入清水中浸泡，可去除其中的氧化酶；第二，可通过加醋、柠檬酸、抗坏血酸等调节 pH 来保持蔬菜的颜色；第三，合理选择刀具，由于铁、铜能催化还原酮类的氧化反应，促进褐变，所以不用铁刀而用不锈钢刀来切菜，可防止褐变。

水 生 蔬 菜

藕

茶茗媛　藕主要含有哪些营养物质呢？

蔬东坡　藕的营养成分极其丰富，据测定，每 100 克莲藕含水分77～89克、淀粉 10～20 克、蛋白质 1～2 克、糖类 1.98 克、脂肪 0.1 克、粗纤维0.07 克、抗坏血酸 25～55 毫克，富古焦儿茶素、绿原酸等多种酚类物质、脂肪和卵磷脂，还有少量的生物碱、黄酮类、胡萝卜素、核黄素（维生素B_2）、烟酸、维生素 C、维生素 B_6 和硫胺素等化学物质，以及钙、磷、铁、锰、铜、钛、磷等元素，藕是一种有高营养价值的蔬菜。

油不腻　鲜莲蓬一天吃多少个合适呢？如何选到更嫩的？有哪些禁忌呢？

蔬东坡　莲蓬富含多种对身体有益的营养物质。但莲子性凉，吃多了易伤脾胃，一天吃一个莲蓬即可。挑选莲蓬可看莲蓬的表皮颜色：若表皮呈淡绿色，说明莲子较嫩；若表皮呈深绿色，说明莲子开始变老。值得一提的是，莲子淀粉含量高，糖尿病患者不宜多吃。

茭　　白

油不腻　挑选茭白有窍门吗？一般采用什么烹饪方式？有哪些注意事项？

蔬东坡　秋冬之际是食用茭白的好季节，在全国各地都能看到茭白大量上市。挑选茭白的方法如下：一看外形。如果茭白的外形比较嫩滑、光亮，而且饱满，笋身比较直，笋皮摸起来很顺溜，一般来说笋肉是比较新鲜的。笋身扁瘦的、弯曲的、形状不完整的，口感会比较差。二看颜色。茭白的外皮一定要是很白的，如果发现部分是偏红或偏黄的，说明茭白偏老。茭白的烹饪方式多种多样，烧、炒、蒸、炖、焖等都可以使其变为佳肴，还可以将新鲜的茭白进行加工，制成茭白干、腌渍泡菜、休闲蜜饯等，既可以获得别样的风味口感，又能延长贮藏时间。

紫　　菜

果香秀　紫菜主要含有哪些营养物质呢？

蔬东坡　紫菜含有的营养物质丰富，每 100 克紫菜中含蛋白质 26.7 克、脂肪 1.1 克、膳食纤维 21.6 克、糖类 22.5 毫克、胡萝卜素 1 370 微克、硫胺素 0.27 毫克、核黄素 1.02 毫克、烟酸 7.3 毫克、维生素 C 7.3 毫克、维生素 E 1.82 毫克、钾 1 796 毫克、钠 710.5 毫克、钙 264 毫克、镁 105 毫克、铁 54.9 毫克、锰 4.32 毫克、锌 2.47 毫克、铜 1.68 毫克、磷 350 毫克、硒 7.22 微克。

茶茗媛　听说市场上有假紫菜出售，如何区别真假紫菜呢？

蔬东坡　紫菜是一类生长在潮间带的海藻，其分布范围涵盖了寒带、温带、亚热带和热带海域，是世界上产值最高的栽培海藻，在中国、日本和韩国被大规模栽培。以下几个小方法可以轻松识别真假紫菜：一是观察紫菜的色泽，真紫菜含有藻红素，呈现深褐色或者紫褐色，有天然的光泽；二是用水浸泡紫菜，真正的优质紫菜泡过的水基本不变色，劣质紫菜泡水后，水呈浅红色甚至像墨汁一样；三是用火烤紫菜，优质紫菜烤过后呈绿色，劣质紫菜呈黄色，用塑料纸做的假紫菜则会烧出塑料味。

食　用　菌

果香秀　食用菌是指什么？到底有多少种呢？常见的食用菌都有哪些呢？

蔬东坡　食用菌是指子实体硕大、可供食用的蕈菌（大型真菌）。中国已知的食用菌有 350 多种，其中多属担子菌亚门，常见的有香菇、草菇、蘑菇、木耳、银耳、猴头、竹荪、松口蘑（松茸）、口蘑、红菇、灵芝、虫草、松露、百灵和牛肝菌等；少数属于子囊菌亚门，其中有羊肚菌、马鞍菌、块菌等。

鱼美鲜 食用菌品种这么多,能否将常见食用菌分成几种类型呢?

蔬东坡 能。根据营养类型,可分为腐生菌、共生菌、寄生菌。大部分食用菌是腐生菌,腐生菌可以细分为草腐菌和木腐菌。草腐菌是以吸收禾草(如稻草、麦草)秸秆等腐烂后的腐殖质作为主要营养来源的食用菌,草腐菌所需栽培主要原料为禾本植物秸秆,基本不能利用木头中的木质素,草腐菌类主要有双孢蘑菇、高温蘑菇、棕色蘑菇、姬松茸、草菇和鸡腿蘑等。木腐菌是以木材为主要营养源的食用菌,如香菇、木耳、平菇、灵芝和猴头菇等。木腐菌和草腐菌的概念是相对而言的,有些木腐菌和草腐菌之间并无明显界限,如木腐菌中的香菇、平菇等也能利用秸秆为主料栽培,有些草腐菌也能吸收利用木屑产生的营养,如姬松茸、鸡腿菇等就属于这一类,只是产量相对低一些。另外,一部分食用菌是共生菌,如菌根真菌松茸和红汁乳菇,它们所需要的营养物质来自松树、桦树等树木的根部,有些又可细分为兼性腐生菌(如蜜环菌既能在树木上生长,又能侵入天麻等植物的根内寄生)和兼性寄生菌两类。第三类纯寄生菌比较少见。

茶茗媛 冬虫夏草也属于食用菌吗?那它是什么类型的菌呢?

蔬东坡 冬虫夏草是一种寄生菌,虫草菌侵染的寄主是鳞翅目,蝙蝠娥科的昆虫,冬虫夏草由虫草蝙蝠娥幼虫上的子座与虫尸体干燥而得。

米小颜 食用菌品种多,有的是吃盖的,有的是吃秆的,有的是干的,有的是鲜的,如何挑选食用菌呢?

蔬东坡 教你们五招。一是根据食用的方法不同,吃盖选菌盖厚实的,吃秆选长短均匀的。二是选购时按一下食用菌的底部,不应出现过多的水分。三是新鲜食用菌的盖是卷曲的,开伞状的菌菇就是老菌菇。四是买干食用菌时,首先看形状,切开的菌菇呈丁状的比较好,另外大小要一致;然后看虫眼,少虫眼的比较好;最后看硬度,脆的比较好,软的一般含水量高,不好。五是选白食用菌时,如果色泽过白一般是经过漂洗加工的,此类食用菌不宜食用。

茶茗媛 新鲜食用菌季节性明显，市面上长期卖的主要是干制食用菌，新鲜食用菌和干制食用菌哪个更好呢？

蔬东坡 食用菌干制亦称烘干、干燥、脱水等，是在自然条件或人工条件下使菇体中水分蒸发的一种既经济，又大众化的加工方法。有些食用菌，如香菇，必须经过烘干，香味才浓郁。但大部分食用菌在干制过程中会引起营养成分及品质的变化，菇体中的部分生理活性物质以及一些维生素类物质（如维生素 C 等）往往不耐高温，在烘干过程中易受破坏，菇体中的可溶性糖在较高的烘干温度下容易焦化而损失，并且使菇体颜色变黑，营养价值降低。一般而言，鲜食用菌的营养价值高，但香菇烘干后香味才浓郁，木耳晒干再泡发后才更适宜食用。

油不腻 烹饪食用菌时应注意什么呢？

蔬东坡 蘑菇肉质细腻，应小心轻放，以免擦伤菇肉使营养素损失。不要将蘑菇放在水中浸泡，这会导致维生素流失。蘑菇是一种低脂肪食物，但如果在烹饪过程中加入大量的食用油，会适得其反，在烹调过程中一些水溶性维生素会转移到汤中，因此建议少放油，连汤一起喝。香菇的鲜味很浓，比较适合红烧或油焖。草菇中含有大量的维生素 C，而且口感嫩滑，爆炒为佳。金针菇的味道鲜美，最佳的吃法是做成拌凉菜食用。茶树菇、杏鲍菇、袖珍菇味道都很甜，不适合与肉类或其他蔬菜合用，最好是将其单独清炒后食用。在吃蘑菇的时候，应该尽量将蘑菇撕得小一点，这样有利于人体对蘑菇中膳食纤维的消化。

果香秀 食用菌的重金属含量高，是真的吗？

蔬东坡 以摄入量为基本依据，对不同种类的食物规定了不同的重金属限量值。国际标准和国家标准规定的食用菌中重金属含量的限量值均高于蔬菜，这是因为食用菌的摄取量远不如蔬菜多，不能简单地认为重金属含量高就不安全。目前主要食用菌种类均使用大棚栽培模式，所用基质主要为秸秆、稻草、玉米芯等农业废弃物，栽培环境和基质质量均可控制，因此基本不存在重金属含量超标问题。

茶茗媛 为什么食用菌在冰箱放久了会有苦味呢？

蔬东坡 培育基质材料的选择会影响食用菌的味道。现在培育菌菇，除了用稻草、棉籽壳等常见培养料之外，有的还用蔗汁、中药材的药汁，如果加中药汁或棉籽壳就会有涩味。此外，苦味与储存时间也有关系，如新鲜蔬菜口感清脆，有菜味，但放几天后，味道就淡些。鲜食菌菇，它的营养成分完全，口感在鲜味的衬托下可盖过苦味。但时间长了，鲜味物质挥发分解，这种苦味就逐渐凸显了。即使保鲜再好，鲜味也会有变化，所以食用菌最好鲜吃。

油不腻 食用菌不宜与什么食物同吃呢？

蔬东坡 菌类口感鲜美，风味独特，并且营养价值高。食用菌中富含氨基酸、维生素、矿物质等营养成分。食物中有些成分大量搭配会产生一些对人体不利的反应，或者会加强食物的某一些性质，从健康的角度来说，食用菌最好不和寒性食物、富含纤维素的食物、富含鞣酸的食物一起大量食用。

鱼美鲜 食用菌不能和含鞣酸的食物一起吃，那么请问常见的含鞣酸的食物都有哪些呢？

蔬东坡 自然界中含鞣酸的食物非常多，常见的含鞣酸的食物有柿子、茶叶、黑枣、石榴、葡萄、李子、山楂、桃子、绿豆、菠菜、核桃等。但只要不是大量食用，不会有很大影响。

果香秀 我每次买回食用菌直接放冰箱保存，但发现很快就变质了，请问食用菌如何保存不易变质呢？

蔬东坡 对于菌菇类的食物来说，在保存的时候我们首先就要注意保持干燥。许多人认为新鲜的菌菇放在冰箱里保存最好，其实这并不对。如果不减少其中的水分，湿乎乎地放进冰箱里，会变质得更快。因此，想让菌菇类食物储存得更久一些，买回来后千万不要让它们表面沾水，先在阴凉处摊开，稍微晾干后再进行保存。水分少了，微生物自生的可能性就会降低，保存期也得以延长。已经干制的菌菇则保存在阴凉干燥通风处是比较好的。

茶茗媛 身边很多人喜欢吃野生菌，但经常听到出现中毒的现象，食用野生菌中毒的原因是什么呢？

蔬东坡 主要有三种原因。一是误食有毒菌类。常见的野生菌有上百种，但能食用的只有三四十种，比如有一种极像青头菌的有毒菌，就常混杂在能食用的青头菌中，人吃后悲剧自然就不可避免地发生。二是加工环节出现失误。如果没有炒熟或炒菌的锅上沾有了没有炒熟的菌，食用后就可能中毒。三是野生菌生长的地方发生污染。如果野生菌所生长的地方发生污染，或地层下含有磷之类有毒的矿物质，误食这种菌，很容易导致中毒。

果香秀 既然野生菌中只有很少一部分是可以食用的，那怎样识别野生菌是否有毒呢？

蔬东坡 教你们五种方法：一是观外形。一般毒菌的颜色比食用菌鲜艳，菌伞上多呈红紫色、黄色或杂色斑点，柄上有环和托。二闻气味。毒菌往往有辛辣、恶臭及苦味，食用菌则有菌类固有的香味，无异味。三做变色试验。用葱白在菌盖上擦一下，如果葱白变成青褐色，证明有毒，反之则无毒。毒菌煮熟后遇上银器会变黑色，遇葱会变蓝色或褐色。四做牛奶试验。将少量新鲜牛奶放在菌表面，如果牛奶在菌表面出现结块现象，则可能有毒。五采用银筷进行检验。

蔬东坡 至此，咱们"愿你吃好"游学团完成了蔬菜科普基地的学习，晚上回去后再消化一下，变成自己的知识哦。为了大家能够掌握并运用今天学的知识，我把部分重点内容设计成了"极简操作卡""极简辨别卡"和"极简表格"。

极简操作卡

1. 食用秋葵，记得**选最佳长度**和**整根焯水**

选择 4～10 厘米长的秋葵（4～7 厘米长最佳，7～10 厘米长次之），这种秋葵不仅多糖含量丰富，口感也鲜嫩。秋葵中的多糖易溶于水，不建议切断烹调，最好整根焯水，淋上生抽、香油凉拌吃。

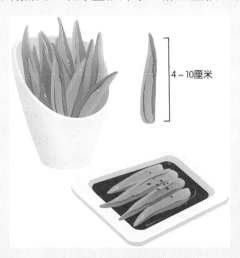

4～10厘米

2. 烹饪胡萝卜，记得**多放油、时间短**

用胡萝卜做菜时，要多放油（胡萝卜很吃油），最好同肉类一起炒。不要生吃胡萝卜，生吃不易被消化吸收，90%的胡萝卜素因不被

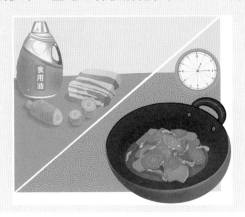

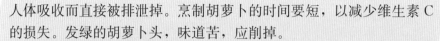
人体吸收而直接被排泄掉。烹制胡萝卜的时间要短，以减少维生素 C 的损失。发绿的胡萝卜头，味道苦，应削掉。

3. 菠菜焯水，记住五要

菠菜焯水要用沸水；焯的时候要在锅里加入一些植物油（这样既可以减少菠菜营养成分的流失，又能保持菠菜青绿鲜艳的色泽，而且吃起来口感会更加鲜嫩）；要整根焯水后再切；根茎和叶子要分开焯，先焯根茎，再焯叶子，焯叶子的时间控制在 30 秒左右（避免把菠菜焯老了）；焯水完后的菠菜要迅速放入冷水中过凉（保持菠菜颜色的翠绿）。

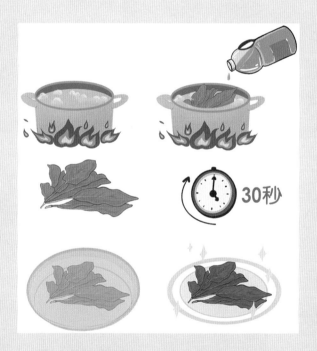

4. 烹饪食用菌，记住四要、一不要

蘑菇肉质细腻，要小心轻放（以免擦伤菇肉使营养素损失）；要少放油；要将蘑菇撕得小一点（有利于人体对蘑菇中膳食纤维的消化）；要选择合适的烹饪法，香菇适合红烧或油焖，草菇爆炒为佳，

金针菇适合做成拌凉菜食用，茶树菇、杏鲍菇、袖珍菇适合单独清炒后食用；不要将蘑菇放在水中浸泡（这会导致维生素流失）。

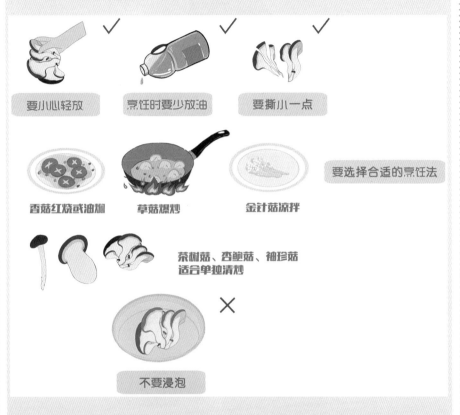

要小心轻放　　　　烹饪时要少放油　　　　要撕小一点

香菇红烧或油焖　　草菇爆炒　　　　金针菇凉拌　　　　要选择合适的烹饪法

茶树菇、杏鲍菇、袖珍菇适合单独清炒

不要浸泡

5. 韭菜吃法多，禁忌也多

　　韭菜有多种吃法，可作主料单炒；可作配料与鸡蛋、肉丝爆炒；可作面点小吃的馅料。需要提醒的是，韭菜不可生吃。另外，韭菜与菠菜一起吃容易腹泻；与白酒同食易引起胃炎、溃疡病发作；与牛肉同食，易致牙龈炎症。

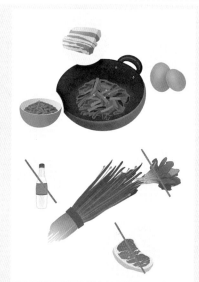

6. 夏季保鲜蔬菜，塑料袋来帮忙

将买回的蔬菜略微晾干，去掉枯黄腐烂的叶子，将新鲜蔬菜整齐地放入塑料袋内，扎紧袋口，置于阴凉通风处（一两天内不会变黄枯萎）。鲜韭菜买回来，用小绳捆起来，根朝下，放在水盆内（能在两三天内不发干、不腐烂）。大蒜、葱等，也可照此存放。

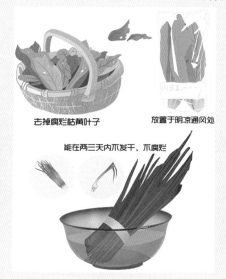

去掉腐烂枯黄叶子　　　　放置于阴凉通风处

能在两三天内不发干、不腐烂

7. 挑选又甜又粉的南瓜，记住皮粗糙、掐不入、有青筋、瓜蒂小

南瓜皮要越粗糙越好；用手指甲掐皮要掐不入；外皮与黄色的肉之间要有明显的青筋；瓜蒂要越小越好。

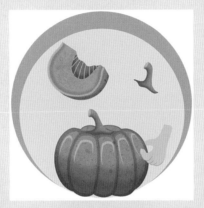

8. 识别干辣椒，记住一看、二摸、三闻

一看：正常的干辣椒颜色有点暗，而用硫黄熏过的干辣椒亮丽好看，没有斑点。二摸：正常的干辣椒用手摸不脱色，用硫黄加工过的用手摸，手会变黄。三闻：仔细闻闻，正常的干辣椒无味，用硫黄加工过的多有硫黄气味。

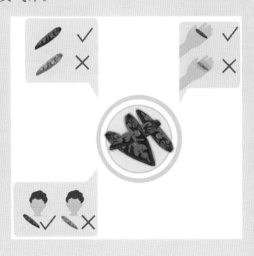

9. 用三看法，轻松挑选新鲜的芦笋

选购芦笋，具体是"三看"。看整体：挑选秆部直立，相对较坚硬且有韧性的。粗细适中，形状要圆，避开扁平状和有突起的芦笋。粗细最好不要粗过一元钱硬币，越粗的芦笋表示成熟度越高，影响口感。看顶部：检查顶部花苞，挑选鳞片饱满、紧密，颜色为绿色或紫色的，发黄则是已经变老的特征。看底部：如果底部很干或者已经开始木质化，说明芦笋已经不新鲜了。做菜之前，想要轻松去除芦笋老掉的根部，只要两只手捏住底部轻轻一掰，芦笋就会在老嫩相交的地方自动断裂。

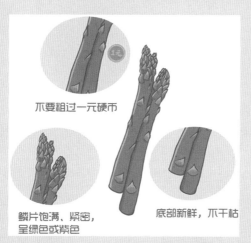

不要粗过一元硬币

鳞片饱满、紧密，
呈绿色或紫色

底部新鲜，不干枯

10. 芦笋保鲜，记住这些

新鲜的芦笋最好尽快吃掉，如果需要储存则不要清洗，用湿纸巾将芦笋的尾部包住，放进保鲜袋内，直立放入冰箱冷藏，以防水分流失。

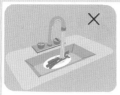

若要储存勿清洗

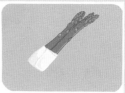

用湿纸巾将其尾部包住

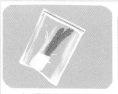
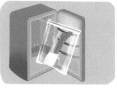

包好放入保鲜袋　　　　冷藏水分不流失

11. 芦笋的三种花样吃法

一是清炒茭白芦笋。两根茭白洗净切块，一小把芦笋切段。热锅冷油加入后翻炒至半熟，再添加适量的盐、味精，炒熟后即可出锅装盘。

二是芦笋汤。炒锅烧热，加入适量油，先将大蒜、洋葱爆香，加水煮沸，然后再加入芦笋煮熟。

三是凉拌芦笋。食材准备：芦笋1把，大蒜适量，小米椒适量，油少许，盐少许，生抽1～2勺，醋1勺，蚝油1勺，糖2～3克，凉白开2勺。步骤：①先烧点开水。②芦笋切去老根，大蒜、小米椒切细。③水开滴几滴油。④倒入芦笋。⑤加少许盐，烫至变色稍微变软，捞出过凉水，摆盘。⑥小碗中加入蒜末、小米椒、熟芝麻，倒入烧冒烟的热油。⑦加点生抽和醋。⑧加一点蚝油。

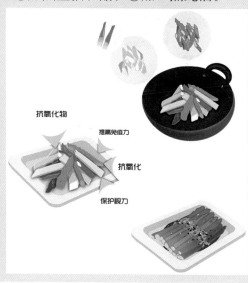

抗氧化物　提高免疫力　抗氧化　保护视力

12. 挑选食用菌，记住这五点

一是根据食用的方法不同，吃盖选菌盖厚实的，吃秆选长短均匀的。二是选购时按一下食用菌的底部，不应出现过多的水分。三是新鲜食用菌的盖是卷曲的，开伞状的菌菇就是老菌菇。四是买干食用菌时，首先看形状，切开的菌菇呈丁状的比较好，另外大小要一致；然后看虫眼，少虫眼的比较好；最后看硬度，脆的比较好，软的一般含水量高，不好。五是选白食用菌时，如果色泽过白一般是经过漂洗加工的，此类食用菌不宜食用。

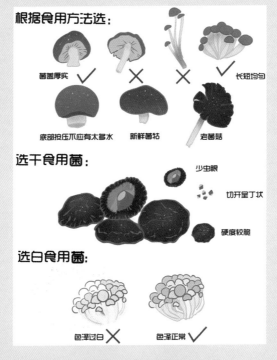

13. 保存食用菌，记住两要、一不要

首先要注意保持干燥（如果不减少食用菌中的水分，湿乎乎地将其放进冰箱里，会变质得更快）；已经干制的食用菌则要保存在阴凉干燥通风处；不要让其表面沾水，先在阴凉处摊开，稍微晾干后再进行保存。

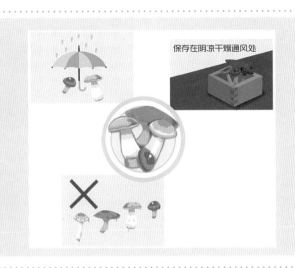

保存在阴凉干燥通风处

1. 番茄生吃补充维生素，炒吃补充番茄红素

两种吃法都有营养，只是补充的营养成分不同。生吃番茄补充维生素 C，炒吃番茄补充番茄红素（抗氧化能力强）。

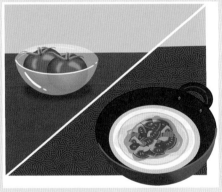

2. 新鲜食用菌和干制食用菌营养价值对比

有些食用菌，如香菇，必须经过烘干，香味才浓郁，木耳晒干再泡发后才更适宜食用。但大部分食用菌在干制过程中会引起营养成分及品质的变化，一般鲜食用菌的营养价值高。

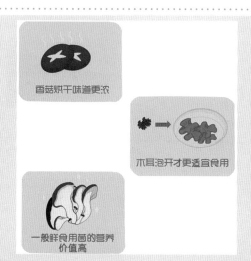

3. 富含膳食纤维蔬菜也分高低

蔬菜中膳食纤维含量由高到低依次为蒜苗、金针菜、茭白、苦瓜、韭菜、冬笋、菠菜、芹菜、丝瓜、藕、莴笋、茄子等。

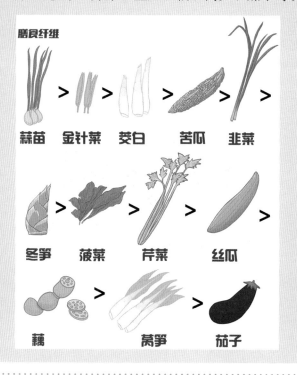

极 简 表 格

蔬菜干货的禁忌

蔬菜干货	禁忌人群	原因
黑木耳	有出血倾向的病人，比如手术及拔牙前后的病人	黑木耳是一种天然抗凝剂
银耳	胃肠道消化能力差的老人	易产生饱胀感
香菇	痛风患者	属高嘌呤食物
紫菜	痛风患者	属高嘌呤食物

有毒野生菌的辨别

方法	对比详解
观外形	一般毒菌的颜色比食用菌鲜艳，菌伞上多呈红紫色、黄色或杂色斑点，柄上有环和托
闻气味	毒菌往往有辛辣味、恶臭味及苦味，安全食用菌则有菌固有的香味，无异味
变色试验	用葱白在菌盖上擦一下，如果葱白变成青褐色，证明有毒，反之则无毒。毒菌煮熟后遇上银器会变黑色，遇葱会变蓝色或褐色
牛奶试验	将少量新鲜牛奶放在菌表面，如果牛奶在菌表面发生结块现象，则可能有毒
银筷检验	采用银筷进行检验

常见蔬菜的成分

名称	实物	成分
黄花菜		黄花菜属多年生蔬菜，性偏凉，味甘，生物活性物质主要有卵磷脂、蒽醌类化合物、类胡萝卜素等
白菜类		白菜类蔬菜包括大白菜、小白菜和菜心等，其不仅富含多种维生素、矿物质、碳水化合物、蛋白质和膳食纤维，而且含有芥子油苷、类胡萝卜素和黄酮类化合物等多种成分

（续）

名称	实物	成分
芦笋		芦笋，以嫩茎供食，富含天冬酰胺、皂苷、芦丁、硒、维生素、矿物质等多种营养活性成分
油菜薹		油菜薹富含粗纤维、抗坏血酸、胡萝卜素等物质
萝卜		萝卜营养丰富，含有丰富的碳水化合物和多种维生素
西葫芦		西葫芦含有较多维生素C、葡萄糖等营养物质，尤其是钙的含量极高
西瓜		西瓜除不含脂肪和胆固醇外，含有大量葡萄糖、苹果酸、果糖、蛋白质、氨基酸、番茄素及丰富的维生素C等物质
甜瓜		甜瓜含有大量的碳水化合物及柠檬酸、胡萝卜素和B族维生素、维生素C等，且水分充沛；含有转化酶，可将不溶性蛋白质转变成可溶性蛋白质

（续）

名称	实物	成分
黄瓜		黄瓜富含多种生物活性物质，主要包括多糖、多酚、多肽、萜类化合物，以及亚油酸和甾醇类等
芹菜		芹菜含有丰富的维生素和矿物质，能增强胃肠蠕动，有很好的通便作用
苦瓜		苦瓜含有较多的苦瓜皂苷，其维生素 B_1、维生素 C 和多种矿物质的含量都比较丰富
大蒜		大蒜含挥发油约 0.2%，大蒜油中主要成分为大蒜辣素，其具有杀菌作用
茄子		茄子皮内含有丰富的维生素 P，茄子中还含有大量的皂草苷
花菜		花菜富含维生素 A、维生素 C 及矿物质钾、钙、硒等，以及 β-胡萝卜素、纤维

（续）

名称	实物	成分
辣椒	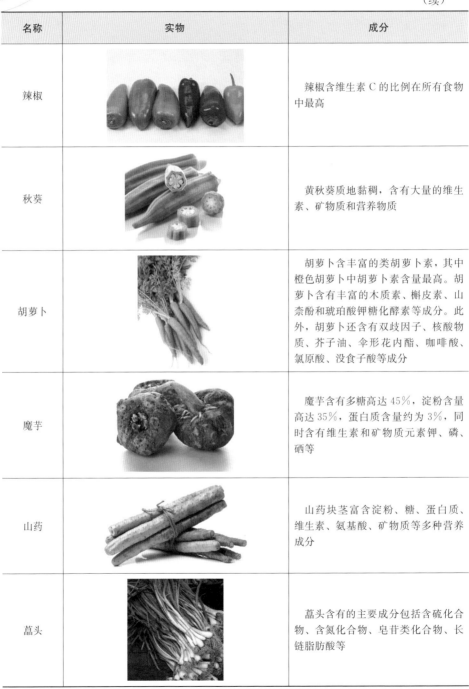	辣椒含维生素 C 的比例在所有食物中最高
秋葵		黄秋葵质地黏稠，含有大量的维生素、矿物质和营养物质
胡萝卜		胡萝卜含丰富的类胡萝卜素，其中橙色胡萝卜中胡萝卜素含量最高。胡萝卜含有丰富的木质素、槲皮素、山柰酚和琥珀酸钾糖化酵素等成分。此外，胡萝卜还含有双歧因子、核酸物质、芥子油、伞形花内酯、咖啡酸、氯原酸、没食子酸等成分
魔芋		魔芋含有多糖高达 45%，淀粉含量高达 35%，蛋白质含量约为 3%，同时含有维生素和矿物质元素钾、磷、硒等
山药		山药块茎富含淀粉、糖、蛋白质、维生素、氨基酸、矿物质等多种营养成分
藠头		藠头含有的主要成分包括含硫化合物、含氮化合物、皂苷类化合物、长链脂肪酸等

（续）

名称	实物	成分
丝瓜		丝瓜含有甾醇三萜及皂苷类、黄酮类等化合物和多种化学单体等药用成分。丝瓜所含皂苷类物质、丝瓜苦味质、黏液质、木胶、瓜氨酸、木聚糖和干扰素等营养元素，对机体的生理活动十分重要
南瓜		南瓜中含有丰富的生物活性物质，除了南瓜多糖，还含有生物碱、β-胡萝卜素和黄酮类化合物等
菠菜		菠菜含有丰富的化学成分，且含有一类天然抗氧化物质体系，主要包括黄酮类化合物，可防止脂质过氧化；还含有甾体类、类胡萝卜素等多种生物活性物质
茼蒿		茼蒿中主要含有黄酮、酚酸、植物甾醇、生物碱、萜类和甘油二酯糖苷类化合物等活性物质
芫荽		芫荽鲜叶富含挥发油成分、黄酮类和多酚类物质，而芫荽籽中也含有多种活性成分，包括挥发油成分、甾醇类、脂肪酸和母育酚等
苋菜		苋菜富含易被人体吸收的钙质，以及丰富的铁和维生素K

（续）

名称	实物	成分
蕹菜		蕹菜中的生物活性物质主要有黄酮类、类胡萝卜素、萜类化合物等
青花菜		青花菜主要生物活性物质有芥子油苷、类胡萝卜素以及多酚等
结球甘蓝		结球甘蓝含有丰富的维生素 U、黄酮苷、绿原酸、芥子油苷、功能性低聚糖、棉籽糖等活性成分
榨菜		榨菜富含蛋白质、胡萝卜素、膳食纤维、矿物质及谷氨酸、天门冬氨酸等 17 种游离氨基酸
雪里蕻		雪里蕻中芥子油苷主要为烯丙基芥子油苷。此外，雪里蕻还含有黄酮类化合物（槲皮素和山柰素）、酚类物质、多糖、β-谷甾醇、芥子碱、菲丁等
莲藕		莲藕含有淀粉、蛋白质、天门冬素、维生素 C 以及氧化酶成分，其糖含量也很高

（续）

名称	实物	成分
茭白		茭白主要含蛋白质、脂肪、糖类、维生素 B_1、维生素 B_2、维生素 E、微量胡萝卜素和矿物质等
荸荠		荸荠中的磷含量是所有茎类蔬菜中含量最高的一种药食同源的食物。荸荠球茎中还富含多种功能性物质
食用菌		食用菌含有多种维生素、多种具有生理活性的矿物质，以及丰富的蛋白质、氨基酸、生物活性物质（如高分子多糖、β-葡萄糖、RNA 复合体、天然有机锗、核酸降解物、cAMP 和三萜类化合物等）
洋葱		洋葱含有较多的蛋白质、糖类、维生素和多种矿物质

绿芦笋、白芦笋、紫芦笋的对比

项目	特点	做法
绿芦笋	绿芦笋是我们最常见的种类，与白芦笋最大的区别在于种植过程中有光照。充分进行光合作用的绿芦笋比无光照的白芦笋，多了叶绿素、维生素、叶酸等	煎炒、烹炸
白芦笋	因为不能进行光合作用，白芦笋的矿物质、维生素 E 含量要比绿芦笋更高一些，但白芦笋种植过程相对较麻烦，产量比绿芦笋低，所以价格也会比绿芦笋更贵一些	罐头、做西餐
紫芦笋	紫芦笋是后来培育出的新品种，口感更嫩，味道偏甜，可以直接当水果生吃。紫芦笋的颜色来自花青素，花青素是一种天然的抗氧化剂	做沙拉

温馨提醒：

学然后知不足。记得用实际行动去升级你的生活方式哦！把你学以致用的经验记录下来吧。

1. _____

2. _____

3. _____

知识加油站

野菜冷知识

纯净鲜香的野菜不仅含有人体所必需的碳水化合物、维生素、矿物质等营养成分，而且植物纤维更为丰富。

随着物质生活水平的不断提高，人们逐渐开始在饮食上返璞归真——粗粮和野菜重回餐桌，并深受欢迎。尤其近年来农药安全的问题，使得人们对野菜更加重视。最常见的野菜有以下几种：

1. 荠菜

田间地头，最常见的野菜大概就算荠菜了。将从外面摘回来的荠菜水洗择根之后，和鸡蛋一起炒或者做成荠菜水饺、荠菜馄饨都极其美味，清淡爽口又带着野外淳朴的味道。另外，还可以将其熬成鲜美的荠菜粥。

2. 蕨菜

蕨菜又名蕨儿菜、龙头菜，也是比较常见的野菜。蕨菜吃起来口感鲜嫩滑爽，素有"山菜之王"的美誉。蕨菜的食法有很多，炒、烧、煨、焖都可以，做出来的菜肴因质地软嫩、清香味浓而深受人们的青睐。蕨菜叶呈卷曲状时，说明它比较鲜嫩，老了后叶子就会舒展开来。

3. 苦菜

苦菜又名苦苣菜，茎呈黄白色；叶片为圆状披针形，表面绿色，背面灰绿色；花呈鲜黄色。苦菜富含钾、钙、镁、磷、钠、铁等元素。苦菜的吃法也很多：可采食嫩叶，用开水烫叶至熟，去除苦味即可凉拌；苦菜可炒肉，亦可经沸水烫后蘸酱食用；苦菜还可熬制苦菜粥等。

4. 马齿苋

马齿苋又名马齿菜，一般为红褐色，叶片肥厚。它含有蛋白质、硫氨酸、维生素 B、抗坏血酸等营养物质。因为含酸类物质比较多，吃的时候稍有酸味。马齿苋既可以凉拌，也可炒鸡蛋、炒肉，还可做水饺、熬粥等。

5. 蒲公英

蒲公英又名婆婆丁，它的花粉中含有维生素、亚油酸，茎叶中含胆碱、氨基酸和微量元素。蒲公英焯过后凉拌、炒食或做汤都可以，可拌海蜇皮、炒肉丝；将其配着绿茶、甘草、蜂蜜等，调成一杯蒲公英绿茶，味道更佳。

6. 椿菜

椿菜又名香椿芽，营养丰富。据测定，每 100 克椿菜中含蛋白质 9.8 克，其钙、磷、维生素 C 的含量在蔬菜中均名列前茅。它还含有脂肪、粗纤维、铁、胡萝卜素、烟酸以及香椿素，有特殊的芳香气味，食之鲜美可口。比较常见的吃法是凉拌、炒鸡蛋或者腌制。

野菜怎么选购？

最好在超市里购买野菜，食品安全有保障。若在菜市场上购买，一定要确认是无毒野菜。刚采摘下来的野菜味道最鲜美，久放的野菜营养成分会减少，口感也会大打折扣，因此最好现采现吃。

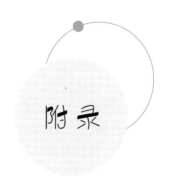

六大营养素与食物

　　人体需要的六大营养素是蛋白质、碳水化合物、脂肪、维生素、矿物质和水。其中碳水化合物中的糖类，以及蛋白质和脂肪是供给人体能量的三大营养素。六大营养素主要来自九大类食物，即肉类、鱼虾和贝类、蛋类、奶制品类、谷类、豆类、根茎类、蔬菜和水果类。

　　一、蛋白质

　　如果把人体当作一座建筑物，那么蛋白质就是构成这座大厦的重要建筑材料之一。蛋白质是人体细胞和组织、器官结构的主要组成成分。同时，它也是支持机体中所有新陈代谢和生理功能正常运作的必需物质。蛋白质在人体早期生长发展的过程中也起到至关重要的作用。

　　主要作用：参与组织的更新和修复；调节人体生理活动，增强抵抗力；是主要产能营养素之一，为儿童生长发育提供关键能量来源。

　　主要食物来源：肉类、奶制品类、蛋类、豆类及豆制品等。

　　二、碳水化合物

　　碳水化合物给人体提供了 $55\% \sim 60\%$ 的热量，是人体主要的热量来源之一。平均每天 $300 \sim 400$ 克的主食，即可满足成人一天的碳水化合物需求。碳水化合物不仅是构成细胞和组织的重要物质，同时也参与许多重要的生命活动，比如节约体内蛋白质的使用、协助脂肪代谢及促进毒性物质在肝脏中代谢。

　　主要作用：提供和储藏能量；维持正常的神经功能；促进脂肪、蛋白质代谢。

主要食物来源：谷类、薯类、蔬菜、水果等。

并非所有的碳水化合物都可以被消化并转化为葡萄糖，纤维素就是难以消化的碳水化合物。纤维素虽然不能被人体吸收，但具有良好的清理肠道的作用，因此含有丰富纤维素的食物大多被视为健康食品。大量研究显示，食用高纤维食物有降低患肠癌、糖尿病和憩室疾病的可能性，而且不易出现或可以改善便秘现象。纤维素的主要食物来源：燕麦、小扁豆、蚕豆、植物种子、水果以及主食或轻微烹制的蔬菜。

三、脂肪

脂肪是人体内产能最高的物质，也是人体细胞和组织的一个重要结构组成成分。它被人体吸收后供给热量，其供给量是同等量蛋白质或碳水化合物供给能量的两倍左右。成人每日推荐脂肪摄入量占总能量摄入的 20%～30%，过多的脂肪摄入会引起超重、肥胖以及提升慢性病风险。

主要作用：提供能量；维持正常体重；保护内脏和关节；滋润皮肤；利于脂溶性维生素的吸收。

主要食物来源：动物的脂肪组织、肉类、坚果及植物的种子。

四、维生素

维生素是维持人体正常生理功能所必需的一类有机化合物。它们不提供能量，也不参与构成人体细胞，但在膳食中不可缺少。合理摄入维生素至关重要，须参照对应人群的参考摄入量或推荐量，如果某种维生素长期缺乏或不足，可引起代谢紊乱，以及出现病理状态而形成维生素缺乏症；反之，则会出现毒副作用，对身体产生不可逆转的危害。

维生素主要分为脂溶性维生素和水溶性维生素两大类。

（一）脂溶性维生素

脂溶性维生素包括维生素 A、维生素 D、维生素 E、维生素 K，可在体内大量贮存，主要贮存于肝脏，但过量摄入会引起中毒。

1. 维生素 A

主要作用：维持正常视力；促进骨骼和牙齿生长；提高免疫力；参与性激素的形成，提高繁殖力。

主要食物来源：黄绿色蔬菜、胡萝卜、番茄、蛋黄、木瓜、西瓜、哈密瓜及柑橘类水果等。

2. 维生素 D

主要作用：协助钙、磷的吸收与利用，帮助牙齿和骨骼正常发育，避免患骨质疏松症。

主要食物来源：动物肝脏、牛奶、鱼类、蛋黄及奶油等。

3. 维生素 E（生育酚）

主要作用：缓解细胞氧化；防止溶血性贫血；维持动物生殖机能；维持正常免疫功能。

主要食物来源：植物油、糙米、小麦胚芽、杏仁、核桃、南瓜子、大豆、蛋类、绿色蔬菜、海鲜等。

4. 维生素 K

主要作用：帮助伤口血液凝固；参与骨骼代谢；有利于心血管健康。

主要食物来源：豆类、绿色蔬菜、动物肝脏、鱼类等。

（二）水溶性维生素

水溶性维生素是能在水中溶解的一组维生素，是辅酶或辅基的组成部分，主要包括 B 族维生素和维生素 C 等。

1. 维生素 B_1（硫胺素）

主要作用：保持循环系统、消化系统、神经系统和肌肉特别是心肌的正常功能；调节胃肠蠕动。

主要食物来源：谷类、豆类、干果、动物内脏、瘦肉及禽蛋。

2. 维生素 B_2（核黄素）

主要作用：帮助碳水化合物、蛋白质和脂肪代谢；防止口角炎、贫血等症状。

主要食物来源：谷类、豆类、猪肝、肉类、蛋类、奶、绿色蔬菜、水果等。

3. 维生素 B_3（烟酸）

主要作用：参与能量及氨基酸的代谢，参与蛋白质等物质的转化以及调节葡萄糖代谢。

主要食物来源：动物的肝脏、肾脏及瘦肉、鱼类、坚果、乳制品和蛋等。

4. 维生素 B_9（叶酸）

主要作用：促进细胞增殖、组织生长和机体发育，参与机体不同物质代谢。

主要食物来源：动物肝脏、深绿色叶菜、酵母、坚果及豆类。

5. 维生素 B_{12}（钴胺素）

主要作用：促进细胞增殖和机体代谢；预防因维生素 B_{12} 缺乏而引起的恶性贫血及神经系统病变。

主要食物来源：鱼禽类、蛋类、动物肝脏、奶及奶制品和贝壳类等。

6. 维生素 C（抗坏血酸）

主要作用：抗氧化；提高机体免疫力；预防疾病；加速伤口愈合；帮助钙、磷吸收。

主要食物来源：蔬菜（如番茄）、柑橘类水果、葡萄、奇异果、樱桃等。

五、矿物质

矿物质包括常量元素和微量元素。虽然矿物质在细胞、人体中的含量很低，但也是参与人体代谢的必要物质。常量元素（如钾、钠、钙、镁、氯、磷和硫等）在人体内的含量大于体重的 0.01％。微量元素（如锌、铁、铜、硒、碘等）在人体内的含量小于体重的 0.01％。

1. 钾

主要作用：维持体内水分平衡；维持体内酸碱值的平衡。

主要食物来源：豆类（如黄豆、蚕豆、绿豆等）、冬菇、竹笋、海带、紫菜、花生、羊肉、鲤鱼等。

2. 钠

主要作用：维持细胞内液体的平衡；控制肌肉的反应；维持正常血压。

主要食物来源：海产品、腌制食物（如泡菜）、大多数蔬菜和某些水果等。

3. 钙

主要作用：是构成骨骼和牙齿的主要成分；参与血液凝固；维持神经系统健康；调节血压等。

主要食物来源：肉类、鱼类、骨头、奶及奶制品、坚果类、谷类、黄豆、人乳、深绿色蔬菜、虾类及蛋类等。

4. 镁

主要作用：构成骨骼的重要成分之一；调节生理机能。

主要食物来源：麦芽、坚果、葡萄干、绿叶蔬菜、山核桃、虾皮等。

5. 锌

主要作用：作为多种酶和特定蛋白质的组成成分，参与机体生化反应，促进生命早期生长、发育及参与维持机体健康状态。

主要食物来源：贝类海产品、红色肉类，动物内脏、干酪、虾、燕麦、

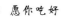

花生酱及花生。

6. 铁

主要作用：构成血红蛋白，输送血液中的氧气；参与能量代谢和机体内生化反应。

主要食物来源：黑木耳、紫菜、豆腐皮、扁豆、芝麻酱、猪肝、芝麻、海参和虾米等。

六、水

水是"生命之源"，水占一个健康成年人体重的 $60\%\sim70\%$。建议人体每天的饮水量1 300～1 700毫升。水可以转运生命必需的各种物质、排除体内不需要或有毒的代谢产物；促进体内的一切化学反应；通过水分蒸发及汗液分泌，散发大量的热量来调节体温；对于关节、呼吸道及胃肠道均有良好的润滑作用。

主要作用：促进食物消化和吸收；维持体内液体循环及帮助排泄；调节体温；维持身体电解质平衡。

主要食物来源：水、动植物食物及加工类食物。

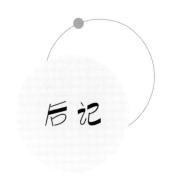

一份美好的礼物

吃得科学、吃得放心现在已不仅是一个事关个人健康的问题，而且成为全球关注的热点话题。作为农业科技工作者、科普志愿者，我们能做什么呢？

带着"愿你吃好"这个初心，我们编写了《愿你吃好：漫话从田园到舌尖的科学》这套丛书。这既是在完成我们的一个心愿，也是我们在"健康中国""大科普战略"背景下，为人们用心准备的一份礼物。

在前人研究的基础上，我们努力采用新形式为大家提供人人都用得上的饮食科普，这就是我们能做的，也是我们应该做的。因为我们的这个初心，这套丛书也换来了社会各界厚厚的"回礼"。

袁隆平、官春云、邹学校、刘少军、刘仲华、柏连阳等院士在百忙中为本套丛书撰写了"院士导语"，印遇龙院士、单杨院士亲自编审。他们以严谨的科学态度和朴实的科学作风审视了本套丛书的权威性、科学性、实用性，让书中内容既诠释了"舌尖上"的味道，也解析了"舌尖上"的科学，为本套丛书的准确性和权威性提供了保障。

为了力求精品，打造一套"不只是满意"的实用科普作品，编委会在出版前期充分开展了调研，组织了 3 次新书策划研讨会，组织百位专家集体审核了十余次，汲取了社会各方反馈的宝贵意见，使该丛书抓住了人们关注的重点——实用性和可操作性。

特别要感谢的是，在新书出版之际，有一个特别的群体主动担任本套丛书的公益推广大使。他们是余小龙、刘果、王新明、邓春初、邓杰平、吴林云、杨东、李敖、刘荣东、彭斯文、谌建武、谌建章、陈丹、丁文格、余祖恩、胡向春、胡燎原、邓永春、樊凌风、燕学友、匡纯清、刘源、黄自然、肖振胜、吴磊、陈俊辉、张会春、童世琦、陈志丹、毛锐、夏富梅、伍春艳、戴乔生、李绪运、刘巧、刘龙和、胡洪亮、王源兴、刘辉、刘艳君、余德兴、黄购奇、周晴、傅海洋、毛高贤、陈久经、罗川、段洪锋、龙媛、屈楚文、李建军、陈生东、瞿勇、梅永发、郭正洋等，在此特别致谢！

最后，在成书的过程中，我们借鉴了许多优秀的科普作品，参考了大量科研文献，走访了一批科普基地，在此一并致谢。还要特别感谢中国农业出版社的精心编辑出版。

《愿你吃好：漫话从田园到舌尖的科学》致力于成为一份美好的礼物，请记得献给最爱的人。

愿你吃好！

编　者

2022 年 5 月

特　别　致　谢

岳麓山种业创新中心

湖南省科普作家协会

湖南省农产品质量安全协会

湖南省植物提取物协会

湖南省富硒生物产业协会

湖南省蔬菜协会

湖南省渔业协会

湖南省奶业协会

湖南省柑橘协会

湖南省猕猴桃产业协会

湖南省葡萄协会

湖南省中药材产业（联盟）协会

湖南省葛根协会

湖南省老科学技术工作者协会

湖南省微电影微视频艺术协会

湖南省沙画艺术协会

湖南新汇制药股份有限公司

湖南湘佳牧业股份有限公司

湖南平江县憨厚百姓农民合作社

湖南咚瓜冲文化旅游发展有限公司

湘约厨匠民间菜馆（南江店）

鸽王天下生态餐厅（平江店）

湖南驴友惠商务有限公司

实麓健康科技有限公司

湖南平江石牛寨景区

湖南新化三联峒景区

"湘约自然"科普研学基地

湖南佳信佰生物科技有限公司

长沙惠瑞特营养有限公司

（本丛书的出版策划和宣传推广得到以上单位和品牌的大力
支持，在此谨表衷心感谢！）